Grigori Grabovoi

Konzentration auf die Zahlen der Pflanzen für die Regenerierung des Körpers

Das Werk wurde von Grigori Grabovoi in 1998 vollbracht, in russischer Sprache.
Ergänzt von Grigori Grabovoi.

Teil 3

2015

Jelezky Publishing, Hamburg
www.jelezky-publishing.com

1. Auflage
Deutsche Erstausgabe, Januar 2015

© 2015 der deutschsprachigen Ausgabe
SVET UG, Hamburg (Herausgeber)

GRIGORI GRABOVOI®

Auflage: 2015-1, 12.01.2015

Weitere Informationen zu den Inhalten:
„SVET Zentrum", Hamburg
www.svet-centre.com

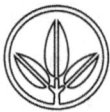

© SVET UG (haftungsbeschränkt), 2015
Die Verwertung der Texte und Bilder, auch auszugsweise, ist ohne
Zustimmung des Verlags urheberrechtswidrig und strafbar. Dies gilt auch für
Vervielfältigungen, Übersetzungen, Mikroverfilmung und für die
Verarbeitung mit elektronischen Systemen.

ISBN: 978-3-945549-13-1   © Г. П. Грабовой, 1998

Haftungsauschluß

Die hier zuvor gegebenen Informationen dienen der Information über Methoden zur Selbsthilfe, die auch für andere Menschen anwendbar sind. Die Methoden haben sich seit vielen Jahren bewährt, doch eine Erfolgsgarantie kann nicht übernommen werden. Die vorgestellten Methoden von Grigori Grabovoi sind mentale Methoden der Ereignissteuerung. Sie basieren auf der individuellen geistigen Entwicklung.

Jeder, der diese Methoden für sich oder andere anwendet oder auch weitergibt, handelt in eigener Verantwortung.

Die Nutzung des hier vorgestellten Inhaltes ersetzt nicht den Arztbesuch und das ärztliche Tun in Form von Diagnose, Therapie und Verschreibungen. Auch die Absetzung verschriebener Medikamente darf aus dem Inhalt dieser Schrift nicht abgeleitet werden.

Wir möchten ausdrücklich darauf hinweisen, daß diese Steuerungen keine „Behandlung" im konventionellen Sinne darstellen und daher die Behandlung durch Ärzte nicht einschränken oder ersetzen sollen.

Im Zweifelsfall folgen Sie also den Anweisungen Ihres behandelnden Arztes, oder eines sonstigen Mediziners, oder Apothekers Ihres Vertrauens!
(Und erzielen dementsprechend die konventionellen Ergebnisse.)

Jelezky Publishing UG

Inhaltsverzeichnis

1. Vorwort..5

2. Konzentration auf die Zahlen der Pflanzen
für die Regenerierung des Körpers.......................17

© Г. П. Грабовой, 1998

Vorwort

Bei der Konzentration muss man beachten, dass es dabei um die Konzentration auf eine Zahl geht, die der Pflanze in der Position des ewigen Lebens in der ewigen Entwicklung des Menschen entspricht. Die Ereignisse der Welt in Richtung der ewigen Entwicklung, unendliche Zukunft inklusive, projizieren sich auf die Pflanze so, dass die Zahl ihrer Kombinationen immer einer konkreten Zahl gleicht. Das heißt, die Zahl selbst kann man als verschoben außerhalb des Bereichs der Ereignisse betrachten. Das Objekt, das von Ereignissen unabhängig ist, gehört zu den Prozessen der Ewigkeit, da die Ewigkeit ein Wert ist, der alle Ereignisse umfasst und gleichzeitig sich außerhalb dieser Ereignisse als ein eigenständiges Objekt befindet. Daraus folgt, dass die beschriebene Zahlenreihe und die Ewigkeit sich im selben Wahrnehmungsbereich des Menschen befinden. Das bedeutet, dass diese Zahl und die Ewigkeit dieselben Eigenschaften besitzen, die dafür angewendet werden können, durch diese Zahl ein ewiges Leben sicherzustellen.

Die Anwendung dieser Eigenschaften kann man durch sein Bewusstsein durchführen, indem man im Bewusstseinsraum einen Ort definiert, in dem sich der Informationsbereich befindet, der in sich die Zahl und die Ewigkeit trägt, die man als eine Zahlenewigkeit oder die Ewigkeit der Zahl definieren kann. Tatsächlich ist das Produkt des menschlichen Denkens – zum Beispiel die Zahl auf der Ebene des Bewusstseins – nicht mehr mit dem Menschen verbunden nach dem der Moment des Denkens vorbei ist, da die vom Denken reproduzierte Information in der Zeit bleibt, in der der Gedanke entstanden ist. Und der Mensch - aus der Sicht des Zusammenhangs mit dieser Information – kann sich nur an diesen Gedanken erinnern. Auf diese Weise erschließt sich der Mechanismus der Funktionsweise des Bewusstseins, wenn der Mensch in der Gegenwart durch seine Erinnerungen mit dem Gedanken kooperiert, der sich bereits im Ewigkeitsraum befindet, da er von den zukünftigen Ereignissen unabhängig ist.

Das heißt, die Erinnerungen des Menschen an sich selbst in dem Moment, als ihm in der Vergangenheit ein Gedanke gekommen ist, erlaubt es dem Menschen mit sich selbst in Kontakt zu kommen, wenn er von den Ereignissen unabhängig ist. Mit anderen Worten, er befindet sich - analog zur Zahlenewigkeit - in der Information der Ewigkeit. Im Bereich dieser Information kann man beobachten, dass der Mensch von der Zahl unabhängig ist. Wenn es umgekehrt wäre, dann wäre es unmöglich, die Zahlenewigkeit von der Information des Menschen zu trennen. Wenn man sich in die Analyse dieser Konstruktion vertieft, kann man erschließen, dass eine Zahl dem Menschen auch deswegen nicht entspricht, weil der Mensch diese Zahl selbst erschafft oder reproduziert. Dies wird in der Praxis dadurch bestätigt, dass die Zahlen, die die Folgeobjekte der wahrgenommenen Realität sind, nicht zu den physischen Objekten zählen. Ein wichtiges Element für den Vergleich der Worte über die Schaffung oder Reproduktion einer Zahl ist der Fakt, dass die reproduzierte Zahl irgendwann primär erschaffen wurde.

Der Schöpfer, der als erster eine Zahl erschaffen hat, hat darüber durch das Wort informiert. Daraus folgt, dass sich der Bereich des Bewusstseinsraums, in dem sich die Zahlenewigkeit und der ewige Mensch befinden, in einem Raum mit der Wortinformation befindet. Daraus ist zu schließen, dass wenn der Mensch die Zahlenreihen gedanklich ausspricht, er dadurch die Resonanzschwingungen der Zahlenewigkeit bildet. Nach den Gesetzen der Verbreitung des Lichts verbreiten sich die Wellen der Zahlenewigkeit in die Richtung des Menschen, der sich in demselben Bereich der Ewigkeit befindet, und dadurch erschaffen sie die Ewigkeit des Menschen. Die Zahlenreihe der Zahlenewigkeit ist **289380891498**, und durch diese kann man die Wirkung der Ewigkeit jeder einzelnen Zahl und nicht nur der Zahlenreihe insgesamt wahrnehmen. Als Folge kann man diese Beobachtung auf jedes beliebige Objekt der Realität oder auf ein Objekt überhaupt übertragen. Daraus kann man schließen, dass der Körper des Menschen nicht nur durch die Handlung des ganzen Körpers aber auch durch die Handlung einer einzelnen Zelle regeneriert werden kann.

Menschen haben eine innere geistige Verbindung mit ihrem Bild in der Vergangenheit und können durch diese Verbindung eine reale Ewigkeit des menschlichen Körpers erlangen. Die gegebene Verbindung zeigt, dass die Seele und der Geist des Menschen ewig sind, nicht nur weil diese so erschaffen wurden, sondern auch auf Grund des Gesetzes der allgemeinen Entwicklung, da man auf die vorgeschlagene Art nebst der Ewigkeit des Körpers die Ewigkeit der Seele und des Geistes schaffen kann. Darin liegt das Prinzip der vollen Reproduktion des Menschen von sich selbst, wenn der Mensch fähig ist, seine Seele, seinen Körper und Geist als ewig zu erschaffen. Dabei funktioniert das angegebene Prinzip nicht nur auf Grund des Bildes des Menschen in der Vergangenheit, das sich neben der Zahlenewigkeit befindet, sondern auch auf Grund des Bildes des Menschen in der Zukunft, da eine der Eigenschaften der Ewigkeit es ist, sich außerhalb der Zeit befinden zu können. Man kann sich sein Bild in der Zukunft vorstellen und die Konzentration auf die Zahlen anwenden. Auf die Weise übrigens werden die zukünftigen Ereignisse in Richtung der ewigen Entwicklung

© Г. П. Грабовой, 1998

verbessert.

Die beschriebene Vorgehensweise der Steuerung des Sicherstellens des ewigen Lebens basiert auf den Pflanzenzahlen, da die optischen Prozesse des Bewusstseins des Menschen, die in dieser Vorgehensweise betrachtet werden, auf den statischen Objekten basieren. Pflanzen sind an einem physischen Ort fixiert, das Bild des Menschen befindet sich an einem bestimmten Punkt des Bewusstseinsraums des Menschen. Auf der Basis dieser Analogie und nach dem Statikprinzip zeigt sich Dynamik in der Bewegung des Ewigkeitsraums, der den Menschen bei der Anwendung der Konzentration auf die Pflanzenzahlen umhüllt. Die Regenerierung des Körpers des Menschen erfolgt auf Grund dessen, dass in den Eigenschaften des Ewigkeitsraums die Funktion der Norm jedes beliebigen Objektes aus Sicht der Ewigkeit eingeprägt ist.

Eine Pflanze ist eine Quelle des Sauerstoffes, den ein Mensch für das Leben braucht. Ebenso braucht ein Mensch für sein Leben einen Raum. Man könnte fragen, was ist dann die Quelle des Raums. Diese Frage kann beantwortet werden, indem man die Pflanzenstruktur betrachtet. Wasser übersteigt geschlossene Räume, indem es die Pflanzenkapillare hinaufläuft. Wenn man die Denkensstruktur des Menschen im Bezug darauf, wie ein Gedanke eine menschliche Handlung organisiert, analysiert, kann man eine bestimmte Ordnung feststellen. Zunächst entsteht ein Gedanke, dann durch die Reaktion der ganzen Persönlichkeit auf diesen Gedanken, führt er entweder zum Handeln oder zum Nichthandeln. In den Pflanzen wird Wasser ebenso von dem Pflanzenteil aufgenommen, durch das es durchläuft, und es kann durch die Zwischengewebe der Pflanze die Pflanzengewebe beeinflussen, durch die Wasser nicht durchläuft. Nur das Pflanzengewebe macht es für Wasser möglich zu wirken, während der Menschen durch zum Beispiel seine Glieder bewusst handeln kann. Der Mensch kann mit seiner Hand seinen Körper berühren, ein Zweig einer Pflanze, der einem anderen nicht unmittelbar anliegt, kann aber einen anderen Zweig nur durch den Wind oder eine andere Außenwirkung berühren.

Die Wahrnehmung vom Menschen von dem Fakt, dass so ein begrenztes Lebenssystem wie eine Pflanze - auf die Dynamikebene im Raum bezogen, leben kann – und manche Arten mehrere Jahrhunderte – erlaubt es dem Menschen die Ressourcen seines Körpers, Bewusstseins und Geistes zu mobilisieren, um für sich selbst das ewige Leben sicherzustellen. Intuitions- und logischerweise ist klar, dass der Raum eine Quelle der Information ist. Pflanzen - wenn sie sich in demselben Raumbereich befinden - bekommen die für ein langes Leben notwendige Informationsmenge. Es stellt sich die Frage: wie erreichen dies die Pflanzen – aus Sicht des Postulates des Vorhandenseins einer bestimmten Struktur, die dem Bewusstsein des Menschen ähnelt, in jeder Lebensform? Die Antwort liegt darin, dass die Pflanzen auf eine andere Weise auf den Raum in der Struktur, die der Wahrnehmung des Menschen ähnelt, reagieren. Wenn der Mensch an eine Pflanze denkt, nimmt er die Pflanze auf Grund des gegebenen Wissens der modernen Zivilisation über Photosynthese als eine der Quellen seines Lebens wahr. Deswegen fühlt der Mensch auf der Bewusstseinsebene bei dieser Art Wahrnehmung eine positive helle Welle. Von dem Raum geht ebenso eine helle Welle aus, da der Raum in dem System der menschlichen Logik nebst der Pflanze, die durch die Photosynthese Sauerstoff produziert, ebenso eine Quelle des Lebens ist. Wenn der Mensch eine Pflanze beobachtet, kann er das Phänomen der Verlangsamung der Zeit analysieren, da in dem Bewusstsein des Menschen die Zeit grundsätzlich mit einer bestimmten Menge der Handlungen verbunden ist, und die Pflanze nicht mobil ist. In diesen Gedanken kann man auf der geistigen Ebene sehen, dass die Zeit, die eine Substanz in dem Wahrnehmungsformat darstellt, die Pflanze beeinflusst. Dann kann man durch eine schnelle Gedankenbewegung auf den Menschen übergehen und feststellen, dass wenn Sie mit Ihren inneren Augen beobachten, wie die Zeit das Bild des Menschen beeinflusst, die Substanz der Zeit schnell die Fangarme, deren Form dem Wurzelsystem der Pflanze ähnelt, von Ihnen weg nimmt.

Durch diese Methode können Sie lernen, außerhalb der Zeitinformation, die Ihr Bewusstsein wahrnimmt, zu leben. Und das ist die Methode des Sicherstellens des ewigen Lebens. Hier kann man ebenso erkennen, dass wenn Sie in diesem Training ein verallgemeinertes Bild des Menschen betrachten, Sie im ersten Moment sich selbst sehen. Genauso befindet sich auch das Wasser, das in den Kapillaren von Pflanzen filtriert wird, immer innerhalb der Pflanzen. Der Raum, in dem das Wasser in den Pflanzen gefiltert wird, ähnelt dem geschlossenen Raum des Denkens mit dem Unterschied, dass ein Gedanke unendliche Kennzeichen auf der Ebene der Berührung mit dem Geist und der Seele des Menschen besitzt. Der Schöpfer formt den Raum, in dem sich der Mensch befindet, dadurch, dass er die geistigen Eigenschaften des Menschen mit seiner Seele vereint. Deswegen ist der Standort des Menschen im Raum meistens kein Zufall, da er durch die inneren Verbindungen des Geistes und der Seele des Menschen mit seinem Bewusstsein zustande kommt, dabei ist das Bewusstsein mit den Zielen des Menschen und der gesamten Gesellschaft verbunden. Daraus kann man schließen, dass die ursprüngliche Weltstruktur den Raum nach der Idee der ewigen Entwicklung erschafft. Die Gedanken an die ewige Entwicklung vergrößern den Lebensraum nicht nur in den Gedanken, sondern auch in der physischen Realität: von der Errichtung von Häusern angefangen und bis zur Steuerung des Raums auf der Basis der geistigen Fähigkeiten. Wie das Wasser, das die Pflanzenkapillare hinaufläuft, den Lebensraum der Pflanze vergrößert, so erschafft der Gedanke des Menschen aus dem Gedankenraum auf Grund seiner Unendlichkeit und Verbindung mit dem Geist des Menschen unendliche Räume für das Leben des Menschen.

Es gibt einen bekannten Spruch „Cogito, ergo sum" (lateinisch „ich denke, das heißt ich existiere"), aus dem folgt, dass wenn es einen Gedanken gibt, dann gibt es auch einen Raum, in dem der Mensch lebt. Kraft Unzertrennlichkeit der Begriffe „Mensch" und „Raum" auf der Schnittstelle der Informationsbegriffe, die diesen Begriffen entsprechen, kann man die Methode der ewigen Leben entdecken, die darin liegt, dass der ewige Raum auf eine natürliche Weise den ewigen Menschen berühren soll. Das Erforschen des Raums durch eigenes Bewusstsein und eigenen Geist erlaubt es, die Raumbereiche zu finden, aus denen die Auferstandenen in die physische Realität zurückkehren. Man kann die Raumformen finden, deren Wahrnehmung es dem Menschen möglich macht, nicht zu sterben – diese Formen kann man sich ebenso in Form von Zahlenreihen vorstellen, die im Kern eine der Formvariationen sind, wenn man diese nicht als Zahlen sondern als eine Zeichnung wahrnimmt. Allerdings kann man diese Zeichnung als eine Zahlenreihe wahrnehmen, die in sich eine große Informationsmenge tragen kann. Mithin macht der Mensch eine Zahlenreihe in Form einer Zeichnung dynamisch - aus der Sicht allgemeiner Verbindungen – durch seine Wahrnehmung der Information der Reihe und des Denkens. Das bedeutet, dass der Mensch fähig ist, durch sein Denken eine dynamische Form zu erschaffen, indem er darüber nachdenkt, was ein statisches Objekt bedeutet. Und in einer dynamischen Form kann man immer die Form finden, die das ewige Leben des Menschen sicherstellt.

Auf diese Weise, wenn Sie sich auf die Pflanzenzahlen konzentrieren durch eine einzigartige Adresse, die der gegebenen Pflanze entspricht, gelangen Sie durch Ihr Bewusstsein in den Raum, der die Eigenschaft besitzt, Ihnen die Eigenschaften der Ewigkeit zu übergeben. Durch die Zahlen, die den gegebenen Pflanzen entsprechen, vergrößern Sie Ihre Anwesenheit und Ihr Wissen über das ewige Leben im Kollektivbewusstsein. Dies macht es Ihnen möglich, das ewige Leben bereits durch das Kollektivbewusstsein selbst sicherzustellen.

Die Methoden des Nichtsterbens, Auferstehens, der Verjüngung, Regenerierung des Körpers und des ewigen, gesunden und harmonischen Lebens kann man realisieren, indem man die in diesem Buch beschriebenen Konzentrationen auf die Pflanzenzahlen anwendet.

Die Methoden sind durch die bestimmten Koordinaten im Kollektivbewusstsein fixiert, die bestimmten Pflanzen entsprechen, was erlaubt, auf der Bewusstseinsebene den Zugang zu der Methodeninformation zu beschleunigen.

Jeder Pflanze entspricht eine Zahl der ewigen Entwicklung der Welt. In diesem Buch kann man durch das Betrachten der Pflanzenzahlen das Wissen erlangen, das es ihm ermöglicht, selbständig die Methode der Bestimmung der Zahl der ewigen Entwicklung von Lebewesen zu lernen und generell die Zahl der Ewigkeit in einem Objekt zu erkennen, in jedem Objekt der Realität, in jeder Information. In einer Information über eine Zahl befindet sich eine andere Zahl. Die Zahlenreihen sind meistens nicht so einfach, wie sie scheinen. Das Können, den Sinn einer konkreten Zahl in den Ereignissen durch das Verstehen von Zusammenhängen, die diese Ereignisse betreffen, wahrzunehmen, erlaubt es, das Bewusstsein bis zum Niveau der Berührung der Handlung des Bewusstseins mit der des Geistes zu entwickeln. Dies beschleunigt die Steuerung der Ereignisse in Richtung der ewigen Entwicklung. Die Entwicklung der Konzentration auf die Pflanzenzahlen durch die in diesem Buch beschriebene Methode führt zu der geistigen Wahrnehmung der Information, die das Bewusstsein des Menschen erschafft, das das ewige Leben des Menschen sicherstellt. Die Darstellung einer Zahl durch eine andere, durch die Ausrichtung der dieser Zahl entsprechenden Ereignisse, ist mit der Photosynthese zu vergleichen. Auf dem Bewusstseinsniveau kann man sich den Prozess vorstellen, wenn die Sonne in den inneren Prozessen der Photosynthese konzentriert ist. Dadurch kann man erkennen, dass es im Inneren jedes Lebewesens die Information der ganzen Makrowelt, die dieses Lebewesen umgibt, gibt. Praktisch kann man sich die beschriebenen Daten als eine leuchtende Sphäre vorstellen und diese dann in den Bereich des Daseins der Pflanze versetzen. In diesem Fall geschieht eine so genannte Sättigung mit dem Verstand der Pflanze, die zur Verbesserung der Lebensfähigkeit der Pflanze führt. Auf eine ähnliche Weise können sich alle Lebewesen ewig entwickeln – durch die Übergabe der Information des Lebens. Deswegen je mehr es Lebewesen im Raum gibt, desto schneller tritt das ewige Leben für alle Lebenssysteme ein. Bei der Anwendung der in diesem Buch beschriebenen Methoden kann man sich auf die Zahlen konzentrieren, indem man diese gedanklich ausspricht, um eine regenerierende Wirkung für den Körper, die Pflanzen besitzen, zu erzielen. So eine Methode, die es dem Menschen erlaubt, sich auf Kosten der Umwelt zu regenerieren, kann als eine effektive Methode bezeichnet werden, da der Mensch immer mit der Umwelt in Kontakt steht.

Man kann die Zahlenreihen gedanklich aussprechen - von links nach rechts und umgekehrt – um die Technologien der ewigen Entwicklung zu erlernen.

Das Ziel der Anwendung von Zahlenreihen, die den Pflanzen entsprechen, muss die Entwicklung des geistigen Zustandes des Menschen bis zu dem Niveau der Realisierung der allgemeinen ewigen Entwicklung sein.

Man kann versuchen, sich vorzustellen, wie die Welt die Pflanzen wahrnimmt, und dadurch kann man die Welt durch das System, das der Wahrnehmung des Menschen ähnelt und jedem Lebewesen entspricht, erforschen lernen. Bei diesem Erforschen kann man einen bestimmten Informationsvektor absondern, der dem Streben nach dem ewigen Leben aller Lebewesen entspricht. Auf diese Weise kann man erkennen, dass dieser Vektor bei allen Lebewesen dieselbe Richtung hat – die Richtung der ewigen Entwicklung. Wenn man durch sein Bewusstsein die Information verstärkt, die der Richtung des allgemeinen ewigen Lebens entspricht, kann man den Prozess durchführen, der der Übermittlung der Information über die Methoden des ewigen Lebens an die Pflanzen und andere Lebewesen ähnlich ist, und eine Rückmeldung der Ewigkeit für den Menschen bekommen. Da es sehr viel Pflanzen gibt, kann man entsprechend viel von der Praxis der Steuerung der ewigen Entwicklung bekommen.

Im Kollektivbewusstsein ist der Bereich der Information über die Anwendung der Pflanzenkombinationen, zum Beispiel in der Phytotherapie ziemlich gut entwickelt. Auf der Basis des Prinzips der Anwendung mehrerer Pflanzen für eine vereinte gesteuerte Handlung wurde die Methode der Anwendung von Pflanzengruppen für das Sicherstellen des ewigen, gesunden und harmonischen Lebens erschaffen. Dabei findet die Verstärkung der Wirkung der in einer Gruppe gefassten Pflanzen nicht nur proportional zur Wirkung der Konzentration auf die Zahlen jeder einzelnen Pflanze statt, sondern auch auf Grund der Verbindungen der Pflanzen unter einander, die gezielt auf das Sicherstellen des ewigen, gesunden und harmonischen Lebens ausgerichtet sind. Die Substanz der Pflanzen, die man als ähnlich der menschlichen Seele bezeichnen kann, besitzt die Information des Sicherstellens des ewigen, gesunden und harmonischen Lebens genauso wie die Seele jedes Menschen diese besitzt. Der Schöpfer hat dieses Wissen jedem Lebewesen gegeben.

Indem man das Prinzip des Strebens jedes Lebewesens nach der Form des Menschen anwendet – nach der Form des Wissens des Menschen inklusive – kann man merken, dass der Prozess der Anwendung der Information des Sicherstellens des ewigen, gesunden und harmonischen Lebens, das für die Pflanzen typisch ist, der Bewegung der Flüssigkeit durch die Pflanzenkapillare - aus der Sicht des inneren Sehens - ähnelt. Die Bewegung der Flüssigkeit innerhalb der Pflanzen führt zum Pflanzenwachstum, das heißt zur Erschließung neuer Räume. Bei dem ewigen Leben des Menschen ist der Raum, der vom Menschen erschlossen wird, unendlich. Deswegen wird viel Wissen benötigt, im Grunde genommen eine unendliche Wissensmenge, dabei muss der Mensch bei jedem laufenden Wissensniveau für sich selbst und für die anderen das ewige Leben sicherstellen können. Bei einer Willenanstrengung des Geistes, die auf die Eignung des Wissens über das ewige Leben unter Anwendung der Information der Pflanzen gerichtet ist, kann man, indem man sich auf das Kapillarsystem der Pflanze, die Pflanze selbst oder die Pflanzenbezeichnung eingestellt hat, eine Wissensströmung spüren. Man tritt mit seinem Bewusstsein den so zu sagen Wissensfluss ein, aus dem er jederzeit seine Strömung bekommen kann, die ihm und den anderen das ewige Leben sicherstellt.

Auf dieser Grundlage wird folgend die Methode des Sicherstellens des ewigen, gesunden und harmonischen Lebens für sich selbst und die anderen durch die Konzentration auf die Zahlen der Pflanzengruppen aufgeführt. So eine Konzentration kann in jeder Pflanzengruppe durchgeführt werden, sowohl aufeinander folgend von links nach rechts, indem man die Zahlen der Reihe liest oder gedanklich ausspricht, als auch umgekehrt – von rechts nach links. Bei der Übung kann man auf der Ebene der Optik der Seele sehen, wie die Zahlen verschiedener Pflanzen kooperieren und dadurch noch tieferes Wissen über das Sicherstellen des ewigen Lebens bekommen, das auf der Ebene des Geistes und des Bewusstseins des Menschen wahrgenommen wird. Die Linien dieser Kooperation kann man zusammen mit dem Empfang der Energie in seinen Körper wahrnehmen. Bei bestimmter Dauer der Konzentration auf diese Linien kann man mithilfe seines inneren Auges sehen, dass die Energie, die durch die Sonne und den ganzen Raum verarbeitet wird, für das Sicherstellen für ihn und alle anderen des ewigen, gesunden und harmonischen Lebens bestimmt ist.

Konzentration auf die Zahlen der Pflanzen für die Regenerierung des Körpers

Diphylleia sp. – FRAUENTRÄNE – 519 478 498 647 894

Amomum amarum – KARDMON SCHWARZ –
519 674 898 191 518

Asarum forbesi – HASELWURZ – 894 316 719 518 516

Artemisia stelleriana vesiculosa – BEIFUß BLASENARTIG –
316 847 219 548 314

Artemisia apiacea – BEIFUß BIRNENFÖRMIG –
514 317 218 491 516

Arisaema japonicum – ARONSTAB ZACKIG –
491 216 217 319 218

Capsella bursa pastoris – HIRTENTÄSCHEL –
498 718 319 481 514

Koelreuteria paniculata – SEIFENBAUM – 497 849 649 718 314

Polygonum tinctorium – FÄRBEKNÖTERICH –
316 498 381 451 719

Rhododendron metternichii (R. fortunei) – RHODODENDRON METTERNICH – 316 894 897 898 491

Stillingia sebifera – ÖLBAUM – 475 694 381 479 851

Actaea spicata – CHISTOPHSKRAUT RAUHHAARIG –
519 481 318 471 218

Nandina domestica – ZIMMERNANDINA – 318 497 314 851 617

Adenophora, codonopsic, platycodon, wahlenbergia –
GLOCKENBLUME BLAU – 319 647 894 319 847

Dipsacus sp. – KARDEDISTEL – 519 648 714 891 978

© Г. П. Грабовой, 1998

Acanthopanax ricinifolium – STACHELKRAFTWURZ
ZANGENFÖRMIG – 498 713 214 461 847

Achillea sibirica – SCHAFGARBE SIBIRISCH –
948 571 394 467 894

Biota orientalis – THUYA – 549 716 318 491 748

Dolichos cultratus – HELMBOHNE SCHNEIDENFÖRMIG –
319 648 781 745 489

Acanthopanax ricinifolium – STACHELKRAFTWURZ
ZANGENFÖRMIG – 498 713 214 461 847

Achryanthes bidentata – SOLOMOBLÜTE – 491 264 798 471 264

Arisaema japonicum – ARONSTAB ZACKIG –
491 216 217 319 218

Blumea balsamifera – KAMPFERBLUMEYA –
319 471 284 598 641

Asparagus lucidus – SPARGELL HELL – 317 498 518 491 219

Dolichos lablab – HYAZINTHHELMBOHNE –
549 478 489 218 471

Acanthopanax ricinifolium – STACHELKRAFTWURZ
ZANGENFÖRMIG – 498 713 214 461 847

Hydropyrum latifolium – REISGRAS – 593 497 894 697 498

Dolichos cultratus – HELMBOHNE SCHNEIDENFÖRMIG –
319 648 781 745 489

Dictamnus albus – DIPTAM – 549 891 497 931 891

Ipomoea batatas – TRICHTERWINDE BATATE –
514 489 718 618 714

Nyctanthes arbor tristis – NIKTANTES – 548 491 718 649 541

Poterium officinale – SCHWARZKÖPFCHEN MEDIZINISDCH –
314 851 316 498 814

Dolichos umbellatus – HELMBOHNE CHINESISCH –
519 498 317 894 641
Dryandra cordata –DRIANDRA HERZFÖRMIG –
549 648 719 814 854
Symplocos prunifolia – BERGALUMEN – 534 648 497 898 648
Caesalpinia sp. C. minax – CELSAPINIYA – 194 897 398 549 671
Spondias amara – PFLAUME STACHELIG –
539 647 895 854 817
Prunus japonica – KIRSCHE JAPANISCH – 594 314 818 593 841
Nardostachys jatamansi – NARDOSTAXIS – 319 498 671 497 841
Aster trinervius – ASTER GEDREIT – 849 516 317 854 378
Poterium officinale – SCHWARZKÖPFCHEN MEDIZINISDCH –
314 851 316 498 814

Draba nemoralis – FELSENBLÜMCHEN – 319 498 649 718 849
Imperata arundinacea – ROHRIMPERATA –
498 064 371 294 491
Aster trinervius – ASTER GEDREIT – 849 516 317 854 378
Rhododendron metternichii (R. fortunei) – RHODODENDRON METTERNICH – 316 894 897 898 491
Nardostachys jatamansi – NARDOSTAXIS – 319 498 671 497 841
Gleditschia chinensis – HONIGERBSE CHINESISCH –
519 498 719 819 818
Osmunda regalis – KÖNIGSFARN – 314 489 617 814 818
Quercus sp. – EICHE – 319 674 845 419 891

Nandina domestica – ZIMMERNANDINA – 318 497 314 851 617

Dryandra cordata – DRIANDRA HERZFÖRMIG –
549 648 719 814 854

Artemisia vulgaris – BEIFUß – 648 541 219 364 591

Balsamodendron myrrha – BALSAMODENDRON –
518 478 549 617 214

Apium graveolens – SELLERIE – 514 812 318 417 819

Alpinia globosum – GALANGITWURZEL – 219 491 718 491 219

Bambusa sp. – BAMBUS – 698 549 319 718 541

Biota orientalis – THYA – 549 716 318 491 748

Amomum amarum – KARDAMON SCHWARZ –
519 674 898 191 518

Argemone mexicana – MOHN STACHELIG –
918 514 319 417 218

Calendula officinalis – RINGELBLUME MEDIZINISCH –
498 718 519 461 714

Punica granatum – GRANATBAUM – 193 648 714 845 648

Torreya nucifera – TORREYE – 513 648 794 851 641

Tussilago farfara – MÄRZBLUME – 349 648 739 841 541

Drumoglossum carnosum – SCHNECKENGRAS –
548 497 497 891 948

Achryanthes bidentata – SOLOMOBLÜTE – 491 264 798 471 264

Agave chinensis – AGAVE CHINESISCH – 219 367 891 497 218

Allium odorum – KNOLLENZWIEBEL – 514 217 298 491 481

Dryobalanops aromatica – BORNEO KAMPFER –
519 498 471 891 496

Aster trinervius – ASTER GEDREIT – 849 516 317 854 378

Osmunda regalis – KÖNIGSFARN – 314 489 617 814 818

Raphanus sativus – RADISCHEN – 478 691 741 895 498

Strychnos nuxvomica – STRYCHNINBEERE –
547 648 894 751 491

Mangifera indica – MANGO – 516 319 318 498 014

Aplotaxis auriculata – APLOTAXIS – 519 314 819 712 819

Artemisia keiskiana – DACHBEIFUß – 819 491 518 549 617

Indigofera sp. – INDIGO – 549 478 714 648 841

Aquilaria agallocha – TINTENFISCH-ALOE –
549 712 814 918 517

Echinops sphaerocephalus – KUGELDISTEL –
548 471 479 648 491

Blumea balsamifera – KAMPFER BLUMEYA –
319 471 284 598 641

Eclipta alba – TINTENGRAS – 218 491 316 318 389

Artemisia keiskiana – DACHBEIFUß – 819 491 518 549 617

Rhamnus chlorophorus – KREUZDORN IMMERGRÜN –
549 647 319 895 617

Luffa cylindrica – SCHWAMMKÜRBIS ZYLINDRISCH –
549 647 498 754 191

Pterocarya stenoptera – FLÜGELNUSS – 495 674 891 854 871

Osmunda regalis – KÖNIGSFARN – 314 489 617 814 818

Arisaema japonicum – ARONSTAB ZACKIG –
491 216 217 319 218

Adenophora, codonopsic, platycodon, wahlenbergia –
GLOCKENBLUME BLAU – 319 647 894 319 847

Abrus precatorius – WASSERMELONE – 894 328 719 818 498

Abutilon indicum – SCHÖNMALVE INDISCH –
219 814 318 512 821

Scaphium scaphigerum – SCHIFFCHEN – 394 498 678 841 541

Hypericum chinense – GOLDRUTENKRAUT CHINESISCH –
519 497 485 648 741

Prunus armeniaca – APRIKOSE – 498 894 713 518 817

Zizyphus vulgaris – CHINESISCHE JUJUBE ECHT –
316 718 319 649 748

Elaeagnus longipes – ÖLWEIDE – 318 496 317 894 648

Nandina domestica – ZIMMERNANDINA – 318 497 314 851 617

Rhus semialata – ESSIGBAUM – 348 749 314 518 617

Artemisia stelleriana vesiculosa – BEIFUß BLASENARTIG –
316 847 219 548 314

Agave chinensis – AGAVE CHINESISCH – 219 367 891 497 218

Allium sativum – KNOBLAUCH – 214 893 518 617 881

Acacia catechu – AKAZIE GEKETTET (PERLSCHNURARTIG) –
294 318 214 016 718

Bidens parviflora – ZWEIZACK KLEINBLÜTIG –
514 471 219 831 478

Boswellia – BOSVELLIYA – 491 487 519 649 517

Camelia japonica – KAMELIE JAPANISCH –
489 317 498 514 891

Acanthopanax ricinifolium – STACHELKRAFTWURZ ZANGENFÖRMIG
– 498 713 214 461 847

Elatostemma umbellatum – ELATOSTEMMA SCHIRMFÖRMIG
– 513 491 894 861 719

Arisaema japonicum – ARONSTAB ZACKIG –
491 216 217 319 218

Areca catechu – BETELPALME – 314 813 219 479 816

Arisaema thunbergii – ARONSTAB TUNBERG –
491 217 984 218 317

Artemisia stelleriana vesiculosa – BEIFUß BLASENARTIG – 316
847 219 548 314

Aster trinervius – ASTER GEDREIT – 849 516 317 854 378

Bidens parviflora – ZWEIZACK KLEINBLÜTIG –
514 471 219 831 478

Camphora officinarum (Laurus camphora, Lin. Cinna-momum camphora) – KAMPFERBAUM – 491 548 319 649 716

Digitalis sp. – FINGERHUT – 891 498 719 647 891

Mosla punctata – MOSLA PUNKTFÖRMIG –
381 689 497 841 841

Elsholtzia cristata – ELSCHOLZIYA KAMMARTIG –
548 649 714 891 217

Bletia hyacinthina – AMETISTORCHIDEE –
478 416 318 498 714

Ephedra vulgaris – EPHEDRA ECHT – 594 718 316 714 891

Acacia catechu – AKAZIE GEKETTET (PERLSCHNURARTIG) –
294 318 214 016 718

Achillea sibirica – SCHAFGARBE SIBIRISCH –
948 571 394 467 894

Aglaia odorata – DUFTAGLAYA – 498 317 219 841 264

Epigaea asiatica – EPIGEYA ASIATIC – 318 497 814 479 891

Acanthopanax ricinifolium – STACHELKRAFTWURZ ZANGENFÖRMIG
– 498 713 214 461 847

Aglaia odorata – DUFTAGLAYA – 498 317 219 841 264

Achillea sibirica – SCHAFGARBE SIBIRISCH –
948 571 394 467 894

Arisaema japonicum – ARONSTAB ZACKIG –
491 216 217 319 218

Artemisia capillaris – BEIFUß HAARIG – 684 318 514 971 894

Amaranthus sp. – AMARANT – 498 712 894 164 719

Aspidium falcatum – HOLZFARN – 364 517 218 474 519

Balanophera – BALANOPHERA – 498 714 219 648 516

Angelica decursiva – ENGELWURZ FALLEND –
519 364 819 574 981

Adenophora, codonopsic, platycodon, wahlenbergia – GLOCKENBLUME BLAU – 319 647 894 319 847

Daphne genkwa – WILDER PFEFFERSTRAUCH –
591 498 714 461 819

Equisetum arvense – ZINNKRAUT – 314 818 468 847 819

Cinnamomum cassia – KASSIAZIMT – 414 864 519 648 716

Arisaema japonicum – ARONSTAB ZACKIG –
491 216 217 319 218

Conioselinum univittatum – SCHIERLING – 491 478 849 618 918

Corchorus pyriformis (capsularis) – JUTE – 593 491 894 719 498

Abrus precatorius – WASSERMELONE – 894 328 719 818 498

Adenophora, codonopsic, platycodon, wahlenbergia –
GLOCKENBLUME BLAU – 319 647 894 319 847

Allium odorum – KNOLLENZWIEBEL –
514 217 298 491 481

Equisetum hyemale – WINTERZINNKRAUT –
518 648 819 318 217

Alliaria wasahi – KNOBLAUCHKRÖTE – 318 419 854 671 814

Osmunda regalis – KÖNIGSFARN – 314 489 617 814 818

Arctium lappa – KLETTE – 519 471 218 314 217

Astragalus hoangtchy – WIRBELKRAUT – 518 491 217 516 298

Atropa sp. – WOLFSWUT – 394 548 391 749 819

Nandina domestica – ZIMMERNANDINA – 318 497 314 851 617

Pyrola rotundifolia – BIRNKRAUT RUNDBLÄTTRIG –
319 649 748 751 849

Stillingia sebifera – ÖLBAUM – 475 694 381 479 851

Eranthis keiskii – LUBNIK – 518 498 497 516 819

Althaea rosea – EIBISCH ROSE – 514 671 891 497 184

Aster trinervius – ASTER GEDREIT – 849 516 317 854 378

Pterocarpus santalinus – PTEROKARPUS – 549 647 891 495 641

Allium sativum – KNOBLAUCH – 214 893 518 617 881

© Г. П. Грабовой, 1998

Alliaria wasahi – KNOBLAUCHKRÖTE – 318 419 854 671 814

Artemisia keiskiana – DACHBEIFUß – 819 491 518 549 617

Begonia discolor (B. evansiana) – BEGONIE AUFGELÖST –
394 891 519 748 516

Ergot – MUTTERKORN– 349 481 894 617 894

Bletia hyacinthina – BERGORCHIDEE – 478 416 318 498 714

Pterocarya stenoptera – FLÜGELNUSS – 495 674 891 854 871

Ipomoea batatas – TRICHTERWINDE BATATE –
514 489 718 618 714

Symplocos prunifolia – BERGALUMEN – 534 648 497 898 648

Zizyphus sp. – CHINESISCHE JUJUBE – 317 498 648 749 841

Zizyphus jujuba – INDISCHE FEIGE WILD –
549 647 498 897 549

Alpinia globosum – GALANGITWURZEL – 219 491 718 491 219

Erianthus japonicus – WOLLBLÜTE JAPANISCH –
594 471 849 698 791

Althaea rosea – EIBISCH ROSE – 514 671 891 497 184

Aster trinervius – ASTER GEDREIT – 849 516 317 854 378

Aquilaria agallocha – TINTENFISCH-ALOE –
549 712 814 918 517

Balanophera – BALANOPHERA – 498 714 219 648 516

Begonia discolor (B. evansiana) – BEGONIE AUFGELÖST –
394 891 519 748 516

Alocasia machroriza – ALOKASIYA – 498 719 649 712 894

Agave chinensis – AGAVE CHINESISCH – 219 367 891 497 218

Aglaia odorata – DUFTAGLAYA – 498 317 219 841 264

Artemisia stelleriana vesiculosa – BEIFUß BLASENARTIG –
316 847 219 548 314

Alliaria wasahi – KNOBLAUCHKRÖTE – 318 419 854 671 814

Erigeron kamschaticum – DAMASTFLOHKRAUT –
498 647 891 478 491

Adenophora, codonopsic, platycodon, wahlenbergia –
GLOCKENBLUME BLAU – 319 647 894 319 847

Hibiscus esculentus, H. manihot – COMBOFRUCHT –
549 478 479 314 841

Acorus sp. – MOORKALMUS – 249 718 497 148 216

Aglaia odorata – DUFTAGLAYA – 498 317 219 841 264

Amaranthus sp. – AMARANTH – 498 712 894 164 719

Arisaema japonicum – ARONSTAB ZACKIG –
491 216 217 319 218

Agave chinensis – AGAVE CHINESISCH – 219 367 891 497 218

Akebia quinata – AKEBIE – 348 514 471 189 894

Eriobotrya japonica – MUSHMULLA JAPANISCH –
598 497 471 319 481

Amaranthus sp. – AMARANTH – 498 712 894 164 719

Hamamelis japonica – ZAUBERNUSS JAPANISCH –
319 497 894 671 891

Arctium lappa – KLETTE – 519 471 218 314 217

Symplocos prunifolia – BERGALUMEN – 534 648 497 898 648

Zizyphus sp. – CHINESISCHE JUJUBE – 317 498 648 749 841

Zizyphus jujuba – INDISCHE FEIGE WILD –
549 647 498 897 549

© Г. П. Грабовой, 1998

Spondias amara – PFLAUME STACHELIG –
539 647 895 854 817

Amomum amarum – KARDAMON SCHWARZ –
519 674 898 191 518

Atropa sp. – WOLFSWUT – 394 548 391 749 819

Eritrichium pedunculare – WOLLBLÜTENSTIEL –
519 618 714 891 491

Acacia catechu – AKAZIE GEKETTET (PERLSCHNURARTIG) –
294 318 214 016 718

Agave chinensis – AGAVE CHINESISCH – 219 367 891 497 218

Digitaria Sanguinalis (caryopteris divaricata) – BLUTHIRSE –
519 317 898 061 798

Nandina domestica – ZIMMERNANDINA – 318 497 314 851 617

Dianthus chinensis, D. superbus – NELKE CHINESISCH –
594 471 894 218 641

Artemisia stelleriana vesiculosa – BEIFUß BLASENARTIG –
316 847 219 548 314

Bletia hyacinthina – AMETHYSTORCHIDEE –
478 416 318 498 714

Punica granatum – GRANATBAUM – 193 648 714 845 648

Artemisia vulgaris – BEIFUß – 648 541 219 364 591

Alpinia globosum – GALANGITWURZEL – 219 491 718 491 219

Eucommia ulmoides – SEIDEN-(BAUMWOLL)BAUM –
514 418 419 814 471

Adenophora, codonopsic, platycodon, wahlenbergia –
GLOCKENBLUME BLAU – 319 647 894 319 847

Hydropyrum latifolium – REISGRAS – 593 497 894 697 498

Aster fastigiatus – ASTER HOCH – 314 854 319 478 916

Abrus precatorius – WASSERMELONE – 894 328 719 818 498

Amber – BERNSTEIN – 498 671 894 672 728

Arisaema japonicum – ARONSTAB ZACKIG –
491 216 217 319 218

Artemisia apiacea – BEIFUß BIRNENFÖRMIG –
514 317 218 491 516

Asparagus lucidus – SPARGEL HELL – 317 498 518 491 219

Digitalis sp. – FINGERHUT – 891 498 719 647 891

Alliaria wasahi – KNOBLAUCHKRÖTE – 318 419 854 671 814

Pyrola rotundifolia – BIRNKRAUT RUNDBLÄTTRIG –
319 649 748 751 849

Strychnos nuxvomica – STRYCHNINBEERE –
547 648 894 751 491

Euonymus alatus – FLÜGEL-SPINDELSTRAUCH –
914 641 718 894 714

Alpinia globosum – GALANGITWURZEL – 219 491 718 491 219

Begonia discolor (B. evansiana) – BEGONIE AUFGELÖST –
394 891 519 748 516

Arctium lappa – KLETTE – 519 471 218 314 217

Aster trinervius – ASTER GEDREIT – 849 516 317 854 378

Hypoxis aurea – ALETRIS – 549 891 649 894 718

Arisaema ringens – ARONSTAB GEÖFFNET –
318 491 598 647 895

Iris ensata – IRIS SCHWERTFÖRMIG – 498 619 718 894 741

Nandina domestica – ZIMMERNANDINA – 318 497 314 851 617

Eupatorium sp. – WASSERDOST – 598 318 317 478 491

Alliaria wasahi – KNOBLAUCHKRÖTE – 318 419 854 671 814

Nephelium litchi – NEPHELIUM LITSCHI –
319 493 489 748 841

Punica granatum – GRANATBAUM – 193 648 714 845 648

Stillingia sebifera – ÖLBAUM – 475 694 381 479 851

Calendula officinalis – RINGELBLUME – 498 718 519 461 714

Buddleia curviflora – SOMMERFLIEDER KRUMMBLÜTIG –
341 854 867 198 491

Buddleia officinalis – SOMMERFLIEDER MEDIZINISCH
(SCHMETTERLINGSTRAUCH) – 549 714 898 561 917

Abrus precatorius – WASSERMELONE – 894 328 719 818 498

Achryanthes bidentata – SOLOMOBLÜTE – 491 264 798 471 264

Indigofera sp. – INDIGO – 549 478 714 648 841

Rhus semialata – ESSIGBAUM – 348 749 314 518 617

Euphorbia Helioscopia (lunulata) – WOLFSMILCH
HALBMONDFÖRMIG – 319 491 714 894 854

Luffa cylindrica – SCHWAMMKÜRBIS ZYLINDRISCH –
549 647 498 754 191

Hydropyrum latifolium – REISGRAS – 593 497 894 697 498

Nandina domestica – ZIMMERNANDINA – 318 497 314 851 617

Arisaema japonicum – ARONSTAB ZACKIG –
491 216 217 319 218

Artemisia stelleriana vesiculosa – BEIFUß BLASENARTIG –
316 847 219 548 314

Artemisia apiacea – BEIFUß BIRNENFÖRMIG –
514 317 218 491 516

Abutilon indicum – SCHÖNMALVE INDISCH –
219 814 318 512 821

Mandragora – MANDRAGORE – 389 649 718 671 218

Euphorbia humifusa – WOLFSMILCH VERBREITET –
519 498 647 479 891

Adenophora, codonopsic, platycodon, wahlenbergia –
GLOCKENBLUME BLAU – 319 647 894 319 847

Begonia discolor (B. evansiana) – SCHIEFBLATT –
394 891 519 748 516

Arisaema japonicum – ARONSTAB ZACKIG –
491 216 217 319 218

Incarvillea sinensis – INKARVILLEYA CHINESISCH –
519 497 894 648 741

Agave chinensis – AGAVE CHINESISCH – 219 367 891 497 218

Chenopodium album – GÄNSEFUß – 416 489 518 748 541

Mucuna capitata – BRENNHÜLSEN – 318 649 793 491 811

Mercurialis leiocarpa – BINGELKRAUT – 319 845 718 671 491

Nandina domestica – ZIMMERNANDINA – 318 497 314 851 617

Mylitta lapidescens – MILITTHA STEINARTIG –
514 489 618 497 814

Vitex cannabifolia – MÖNCHSPFEFFER – 749 648 731 894 741

Euphorbia Lathyris (pilulifera) – WOLFSMILCH DUNKEL –
514 891 471 894 465

Mushrooms – PILZE – 519 698 794 851 481

Arisaema japonicum – ARONSTAB ZACKIG –
491 216 217 319 218

Mandragora – MANDRAGORE – 389 649 718 671 218

Nandina domestica – IMMERNANDINA – 318 497 314 851 617

Populus alba – SILBERPAPPEL – 549 317 849 649 781

Pyrus baccata – BIRNE WILD – 394 785 649 894 718

Tamarix chinensis – TAMARISKE CHINESISCH –
478 649 564 874 841

Symplocos prunifolia – BERGALUMEN – 534 648 497 898 648

Strychnos nuxvomica – STRYCHNINBEERE –
547 648 894 751 491

Asparagus lucidus – SPARGEL HELL – 317 498 518 491 219

Juniperus chinensis – WACHOLDERBEERE CHINESISCH –
318 649 517 849 648

Euphorbia pekinensis – WOLFSMILCH PEKING –
518 497 317 478 214

Kyllingia monocephala – EINKÖPFIGE KYLLINGIA –
319 648 714 498 841

Polygonum blumei – KNÖTERICH BLÜHEND –
493 518 714 821 498

Polygonum filiforme – KNÖTERICH FADENFÖRMIG –
549 671 894 712 319

Typha orientalis – ROHRKOLBEN ORIENTALISCH –
317 648 594 578 491

Symplocos prunifolia – BERGALUMEN – 534 648 497 898 648

Astragalus hoangtchy – WIRBELKRAUT – 518 491 217 516 298

Euphorbia sieboldiana – WOLFSMILCH SEIBOLD –
549 648 713 814 898

Torreya nucifera – TORREYE – 513 648 794 851 641

Typha orientalis – ROHRKOLBEN ORIENTALISCH –
317 648 594 578 491

Punica granatum – GRANATBAUM – 193 648 714 845 648

Calendula officinalis – RINGELBLUME – 498 718 519 461 714

Coriandrum sativum – GARTENKORIANDER –
491 478 641 718 419

Equisetum arvense – ZINNKRAUT – 314 818 468 847 819

Lycoris radiata – RITTERSTERN – 549 498 548 641 741

Artemisia keiskiana – DACHBEIFUß – 819 491 518 549 617

Artemisia stelleriana vesiculosa – BEIFUß BLASENARTIG –
316 847 219 548 314

Nardostachys jatamansi – INDISCHE NARDE –
319 498 671 497 841

Agave chinensis – AGAVE CHINESISCH – 219 367 891 497 218

Euryale ferox – WASSERLILIE – 519 618 714 317 814

Alocasia machroriza – ALOKASIYA – 498 719 649 712 894

Aloe vulgaris – ALOE – 498 671 894 971 847

Acorus sp. – MOORKALMUS – 249 718 497 148 216

Adenophora, codonopsic, platycodon, wahlenbergia –
GLOCKENBLUME BLAU – 319 647 894 319 847

Acanthopanax spinosum – STACHELKRAFTWURZ DORNIG –
234 718 206 514 281

Abutilon indicum – SCHÖNMALVE INDISCH –
219 814 318 512 821

Abrus precatorius – WASSERMELONE – 894 328 719 818 498

Diospyros kaki – KAKIFRUCHT JAPANISCH –
219 497 854 319 647

Punica granatum – GRANATBAUM – 193 648 714 845 648

Stillingia sebifera – ÖLBAUM – 475 694 381 479 851

Thermopsis fabacea – TERMOPSIS – 549 697 318 597 491

Fagopyrum esculentum – BUCHWEIZEN – 598 749 317 318 841

Abutilon indicum – SCHÖNMALVE INDISCH –
219 814 318 512 821

Acanthopanax ricinifolium – STACHELKRAFTWURZ
ZANGENFÖRMIG– 498 713 214 461 847

Achillea sibirica – SCHAFGARBE SIBIRISCH –
948 571 394 467 894

Aglaia odorata – DUFTAGLAYA – 498 317 219 841 264

Aster trinervius – ASTER GEDREIT – 849 516 317 854 378

Zizyphus sp. – CHINESISCHE JUJUBE – 317 498 648 749 841

Zingiber officinale – INGWERWURZEL – 698 497 751 649 841

Hibiscus esculentus, H. manihot – COMBOFRUCHT –
549 478 479 314 841

Arisaema japonicum – ARONSTAB ZACKIG –
491 216 217 319 218

Arisaema thunbergii – ARONSTAB TUNBERG –
491 217 984 218 317

Aspidium falcatum – HOLZFARN – 364 517 218 474 519

Fagopyrum tartaricum – BUCHWEIZEN TATARISCH –
548 478 948 481 471

Hypoxis aurea – ALETRIS – 549 891 649 894 718

Begonia discolor (B. evansiana) – BEGONIE AUFGELÖST –
394 891 519 748 516

Asparagus lucidus – SPARGEL HELL – 317 498 518 491 219

Barkhausia repens – BARKCHAUSIYA KRIECHEND –
594 471 894 421 671

Linum perenne – LEIN MEHRJÄHRIG – 549 478 214 648 714

Oenanthe stolonifera – PFERDESAAT – 314 318 718 419 481

Osmunda regalis – KÖNIGSFARN – 314 489 617 814 818

Aster fastigiatus – ASTER HOCH – 314 854 319 478 916

Begonia discolor (B. evansiana) – BEGONIE AUFGELÖST –
394 891 519 748 516

Fatsia papyrifera – FATSIE – 519 471 894 821 491

Osmunda regalis – KÖNIGSFARN – 314 489 617 814 818

Oxalis corniculata – SAUERKLEE HORNFÖRMIG –
514 897 319 649 718

Myristica moschata – MUSKATNUSS – 314 818 617 849 841

Astragalus hoangtchy – WIRBELKRAUT – 518 491 217 516 298

Balanophera – BALANOPHERA – 498 714 219 648 516

Alliaria wasahi – KNOBLAUCHKRÖTE – 318 419 854 671 814

Atropa sp. – WOLFSWUT – 394 548 391 749 819

© Г. П. Грабовой, 1998

Acanthopanax spinosum – STACHELKRAFTWURZ DORNIG –
234 718 206 514 281

Vitex cannabifolia – MÖNCHSPFEFFER – 749 648 731 894 741

Limnanthemum peltatum – SEEKANNE SCHILDFÖRMIG –
549 691 712 491 841

Ferns – FARN – 498 471 849 478 481

Adenophora, codonopsic, platycodon, wahlenbergia –
GLOCKENBLUME BLAU – 319 647 894 319 847

Balanophera – BALANOPHERA – 498 714 219 648 516

Blumea balsamifera – KAMPFERBLUMEYA –
319 471 284 598 641

Ferula – STECKENKRAUT – 519 497 318 478 641

Bidens parviflora – ZWEIZACK KLEINBLÜTIG –
514 471 219 831 478

Ficus carica – FIKUS ESSBAR (FEIGE) – 548 498 715 814 816

Achillea sibirica – SCHAFGARBE SIBIRISCH –
948 571 394 467 894

Acorus sp. – MOORKALMUS – 249 718 497 148 216

Alocasia machroriza – ALOKASIYA – 498 719 649 712 894

Acanthopanax spinosum – STACHELKRAFTWURZ DORNIG –
234 718 206 514 281

Amomum amarum – KARDAMON SCHWARZ –
519 674 898 191 518

Aegle sepiaria – LIMETTE STACHELIG (SCHLANGENEGL) –
218 614 317 812 491

Ficus pumila – KLETTER-FEIGE – 491 478 894 471 891

Aralia cordata – BERGANGELIKA – 914 817 319 898 514

Symplocos prunifolia – BERGALUMEN – 534 648 497 898 648

Aster trinervius – ASTER GEDREIT – 849 516 317 854 378

Aquilaria agallocha – TINTENFISCH-ALOE –
549 712 814 918 517

Amaranthus sp. – AMARANT – 498 712 894 164 719

Diospyros kaki – KAKIFRUCHT JAPANISCH –
219 497 854 319 647

Artemisia keiskiana – DACHBEIFUß – 819 491 518 549 617

Arisaema japonicum – ARONSTAB ZACKIG –
491 216 217 319 218

Atropa sp. – WOLFSWUT – 394 548 391 749 819

Amomum amarum – KARDAMON SCHWARZ –
519 674 898 191 518

Allium odorum – KNOLLENZWIEBEL – 514 217 298 491 481

Artemisia apiacea – BEIFUß BIRNENFÖRMIG –
514 317 218 491 516

Ficus retusa – FIKUS STUMPF – 519 648 714 849 891

Amaranthus sp. – AMARANT – 498 712 894 164 719

Hibiscus esculentus, H. manihot – COMBOFRUCHT –
549 478 479 314 841

Imperata arundinacea – ROHRIMPERATA –
498 064 371 294 491

Hibiscus mutabilis – HIBISCUS MUTABEL –
489 641 789 124 781

Ipomoea batatas – TRICHTERWINDE BATATE –
514 489 718 618 714
Funkia subcordata – HERZLILIE – 319 514 819 641 218
Mosla punctata – MOSLA PUNKTFÖRMIG –
381 689 497 841 841

Ficus stipulata – FIKUS AFTERBLÄTTRIF –
514 718 419 317 819
Alisma plantago – FROSCHKRAUT WEGERICH –
319 478 219 612 814
Alpinia globosum – GALANGITWURZEL – 219 491 718 491 219
Coix lacrima – HIOBSTRÄNE – 198 714 217 842 614
Caesalpinia sp. C. minax – VOGELSTRAUCH –
194 897 398 549 671
Coptis teeta – GOLDFADEN – 219 471 421 681 719
Apium graveolens – SELLERIE – 514 812 318 417 819
Artemisia apiacea – BEIFUß BIRNENFÖRMIG –
514 317 218 491 516
Cecrodendron fortunatum – CEKRODENDRON –
218 531 491 647 819
Strychnos nuxvomica – STRYCHNINBEERE –
547 648 894 751 491
Selinum sp. – SILGE – 691 895 371 694 891
Oenanthe stolonifera – PFERDESAAT – 314 318 718 419 481

Foeniculum vulgare – FENCHEL – 219 417 478 894 217
Inula chinensis – ALANT CHINESISCH – 519 649 849 718 491
Jasminum sambac – JASMIN SAMBAK – 349 648 794 894 891

Abutilon indicum – SCHÖNMALVE INDISCH –
219 814 318 512 821

Abrus precatorius – WASSERMELONE – 894 328 719 818 498

Daphne genkwa – WILDER PFEFFERSTRAUCH –
591 498 714 461 819

Diervilla versicolor (weigela japonica) – WEIGELIEN JAPANISCH
– 549 781 496 719 814

Dolichos cultratus – HELMBOHNE SCHNEIDENFÖRMIG –
319 648 781 745 489

Dipsacus sp. – KARDEDISTEL – 519 648 714 891 978

Gymnogongrus pinnulata – HYMNOGONGRUS –
319 689 719 648 491

Kyllingia monocephala – EINKÖPFIGE KYLLINGIA –
319 648 714 498 841

Typha orientalis – ROHRKOLBEN ORIENTALISCH –
317 648 594 578 491

Vitis corniculata – WEINTRAUBEN GEHÖRNT –
549 648 749 698 741

Forsythia suspensa – FORSYTHIE FALLEND –
514 491 318 498 471

Alliaria wasahi – KNOBLAUCHKRÖTE – 318 419 854 671 814

Akebia quinata – AKEBIE – 348 514 471 189 894

Abrus precatorius – WASSERMELONE – 894 328 719 818 498

Achryanthes bidentata – SOLOMOBLÜTE – 491 264 798 471 264

Adenophora, codonopsic, platycodon, wahlenbergia –
GLOCKENBLÜME BLAU – 319 647 894 319 847

© Г. П. Грабовой, 1998

Coptis teeta – GOLDFADEN – 219 471 421 681 719

Eriobotrya japonica – MUSHMULLA JAPANISCH –
598 497 471 319 481

Gymnogongrus pinnulata – HYMNOGONGRUS –
319 689 719 648 491

Morus alba – MAULBEERBAUM WEIß – 319 478 397 618 814

Nyctanthes arbor tristis – TRAUERBAUM – 548 491 718 649 541

Scopolia japonica – SCOPOLIE JAPANISCH –
549 851 318 671 841

Sophora japonica – SOPHORE JAPANISCH –
397 648 545 817 491

Fragaria indica – GARTENERDBEERE INDISCH –
519 498 794 781 214

Abrus precatorius – WASSERMELONE – 894 328 719 818 498

Blumea balsamifera – KAMPFERBLUMEYA –
319 471 284 598 641

Arisaema japonicum – ARONSTAB ZACKIG –
491 216 217 319 218

Torreya nucifera – TORREYE – 513 648 794 851 641

Lactuca sp. – GARTENMSALAT – 318 498 478 647 845

Triticum vulgare – WEIZEN – 368 647 395 549 841

Ricinus communis – GEMEINER WUNDEFRBAUM –
318 649 754 831 219

Agave chinensis – AGAVE CHINESISCH – 219 367 891 497 218

Aglaia odorata – DUFTAGLAYA – 498 317 219 841 264

Symplocos prunifolia – BERGALUMEN – 534 648 497 898 648

Achryanthes bidentata – SOLOMOBLÜTE – 491 264 798 471 264

Fragaria wallichii – GARTENERDBEERE WALISISCH –
519 418 814 317 819

Acer trifidum – AHORN DREIGETEILT – 594 718 316 748 549

Acanthopanax ricinifolium – STACHELKRAFTWURZ
ZANGENFÖRMIG – 498 713 214 461 847

Abutilon indicum – SCHÖNMALVE INDISCH –
219 814 318 512 821

Achillea sibirica – SCHAFGARBE SIBIRISCH –
948 571 394 467 894

Acanthopanax spinosum – STACHELKRAFTWURZ DORNIG –
234 718 206 514 281

Iris ensata – IRIS SCHWERTFÖRMIG – 498 619 718 894 741

Ipomoea batatas – TRICHTERWINDE BATATE –
514 489 718 618 714

Agave chinensis – AGAVE CHINESISCH – 219 367 891 497 218

Aceranthus sagittatus – ACERANTHUS PFEILFÖRMIG –
494 871 394 857 498

Diervilla versicolor (weigela japonica) – WEIGELIEN JAPANISCH
– 549 781 496 719 814

Caryophyllus aromaticus – NELKE – 319 714 894 516 718

Fraxinus pubinervus – ESCHE BEHAART – 319 481 318 498 718

Artemisia vulgaris – BEIFUß – 648 541 219 364 591

Basella rubra – NACHTSCHATTEN MALABAR –
319 471 218 479 841

Asparagus lucidus – SPARGELL HELL – 317 498 518 491 219

Kyllingia monocephala – EINKÖPFIGE KYLLINGIA –
319 648 714 498 841

Oenanthe stolonifera – PFERDESAAT – 314 318 718 419 481

Quercus sp. – EICHE – 319 674 845 419 891

Thalictrum rubellum – WIESENRAUTE – 394 697 581 397 841

Agave chinensis – AGAVE CHINESISCH – 219 367 891 497 218

Allium sativum – KNOBLAUCH – 214 893 518 617 881

Fritillaria roylei – KAISERKRONE – 514 478 319 318 481

Achillea sibirica – SCHAFGARBE SIBIRISCH –
948 571 394 467 894

Acer trifidum – AHORN DREIGETEILT – 594 718 316 748 549

Adenophora, codonopsic, platycodon, wahlenbergia –
GLOCKENBLUME BLAU – 319 647 894 319 847

Akebia quinata – AKEBIE – 348 514 471 189 894

Aglaia odorata – DUFTAGLAYA – 498 317 219 841 264

Conioselinum univittatum – SCHIERLING – 491 478 849 618 918

Rhododendron metternichii (R. fortunei) – RHODODENDRON
METTERNICH – 316 894 897 898 491

Ipomoea batatas – TRICHTERWINDE BATATE –
514 489 718 618 714

Digitalis sp. – FINGERHUT – 891 498 719 647 891

Fumaria officinalis – ERDRAUCH MEDIZINISCH –
514 498 713 498 219

Abrus precatorius – WASSERMELONE – 894 328 719 818 498

Agave chinensis – AGAVE CHINESISCH – 219 367 891 497 218

Artemisia apiacea – BEIFUß BIRNENFÖRMIG –
514 317 218 491 516

Aglaia odorata – DUFTAGLAYA – 498 317 219 841 264

Allium odorum – KNOLLENZWIEBEL – 514 217 298 491 481

Juniperus chinensis – WACHOLDERBEERE CHINESISCH –
318 649 517 849 648

Blumea balsamifera – KAMPFERBLUMEYA –
319 471 284 598 641

Raphanus sativus – RADISCHEN – 478 691 741 895 498

Aegle sepiaria – LIMETTE STACHELIG (SCHLANGENEGL) –
218 614 317 812 491

Symplocos prunifolia – BERGALUMEN – 534 648 497 898 648

Bidens parviflora – ZWEIZACK KLEINBLÜTIG –
514 471 219 831 478

Funkia subcordata – HERZLILIE – 319 514 819 641 218

Aglaia odorata – DUFTAGLAYA – 498 317 219 841 264

Hydropyrum latifolium – REISGRAS – 593 497 894 697 498

Apium graveolens – SELLERIE – 514 812 318 417 819

Abutilon indicum – SCHÖNMALVE INDISCH –
219 814 318 512 821

Galium aparine – LABKRAUT – 549 491 891 897 498

Torreya nucifera – TORREYE – 513 648 794 851 641

Strychnos nuxvomica – STRYCHNINBEERE –
547 648 894 751 491

Solanum nigrum – NACHTSCHATTEN SCHWARZ –
594 378 981 218 491

Sophora japonica – SOPHORE JAPANISCH –
397 648 545 817 491

Acanthopanax spinosum – STACHELKRAFTWURZ DORNIG –
234 718 206 514 281

Acanthopanax ricinifolium – STACHELKRAFTWURZ
ZANGENFÖRMIG – 498 713 214 461 847

Abutilon indicum – SCHÖNMALVE INDISCH –
219 814 318 512 821

Galla sinensis – GALLAPFEL CHINESISCH –
519 498 471 481 894

Aesculus chinensis – ROßKASTANIE CHINESISCH –
319 847 219 164 891

Avena fatua – HAFER – 549 641 318 374 891

Artemisia apiacea – BEIFUß BIRNENFÖRMIG –
514 317 218 491 516

Aspidium falcatum – HOLZFARN – 364 517 218 474 519

Amber – BERNSTEIN – 498 671 894 672 728

Arisaema japonicum – ARONSTAB ZACKIG –
491 216 217 319 218

Acorus sp. – MOORKALMUS – 249 718 497 148 216

Aegle sepiaria – LIMETTE STACHELIG (SCHLANGENEGL) –
218 614 317 812 491

Garcinia morella – GARCINIYA – 481 478 894 847 898

Amomum amarum – KARDAMON SCHWARZ –
519 674 898 191 518

Atropa sp. – WOLFSWUT – 394 548 391 749 819

Aquilaria agallocha – TINTENFISCH-ALOE –
549 712 814 918 517

Artemisia keiskiana – DACHBEIFUß – 819 491 518 549 617

Aspidium falcatum – HOLZFERN – 364 517 218 474 519

Atractylis sp. – ATRAKTILIS – 481 564 917 854 219

Aglaia odorata – DUFTAGLAYA – 498 317 219 841 264

Abutilon indicum – SCHÖNMALVE INDISCH –
219 814 318 512 821

Abrus precatorius – WASSERMELONE – 894 328 719 818 498

Blumea balsamifera – KAMPFERBLUMEYA –
319 471 284 598 641

Bombax malabaricum – BOMBAX – 319 348 549 671 489

Gardenia florida – GARDENIE – 498 471 891 649 718

Acanthopanax ricinifolium – STACHELKRAFTWURZ
ZANGENFÖRMIG – 498 713 214 461 847

Begonia discolor (B. evansiana) – SCHIEFBLATT –
394 891 519 748 516

Mosla punctata – MOSLA GEPUNKTET – 381 689 497 841 841

Sorghum vulgare – KAFFERNKORN – 507 328 429 064 898

Symplocos prunifolia – BERGALUMEN – 534 648 497 898 648

Allium sativum – KNOBLAUCH – 214 893 518 617 881

Gastrodia elata – GASTRODIE – 498 471 891 649 718

Anemone cernua – ANEMONE – 513 471 216 891 549

Asparagus lucidus – SPARGEL HELL – 317 498 518 491 219

Begonia discolor (B. evansiana) – SCHIEFBLATT –
394 891 519 748 516

© Г. П. Грабовой, 1998

Aster trinervius – ASTER GEDREIT – 849 516 317 854 378

Luffa cylindrica – SCHWAMMKÜRBIS ZYLINDRISCH –
549 647 498 754 191

Solidago virgo-aurea – GOLDENRUTE – 318 497 594 671 891

Prunus mume – BACKPFLAUME – 518 617 314 851 489

Psoralea corylifolia – PSORALEYA – 548 691 781 498 417

Selinum sp. – SILGE – 691 895 371 694 891

Strychnos nuxvomica – STRYCHNINBEERE –
547 648 894 751 491

Narcissus tazetta – NARZISSE BLÜTENREICH –
518 481 485 671 841

Aglaia odorata – DUFTAGLAYA – 498 317 219 841 264

Gentiana scabra – ENZIAN – 498 471 891 478 614

Acanthopanax ricinifolium – STACHELKRAFTWURZ
ZANGENFÖRMIG – 498 713 214 461 847

Achryanthes bidentata – SOLOMOBLÜTE – 491 264 798 471 264

Agave chinensis – AGAVE CHINESISCH – 219 367 891 497 218

Allium odorum – KNOLLENZWIEBEL – 514 217 298 491 481

Astragalus hoangtchy – WIRBELKRAUT – 518 491 217 516 298

Artemisia apiacea – BEIFUß BIRNENFÖRMIG –
514 317 218 491 516

Atropa sp. – WIRBELKRAUT – 394 548 391 749 819

Alocasia machroriza – ALOKASIYA – 498 719 649 712 894

Punica granatum – GRANATBAUM – 193 648 714 845 648

Scirpus tuberosus – BINSE KNOLLENFÖRMIG –
519 497 548 674 598

Polygala reinii – KREUZBLUME – 549 218 317 641 481

Geranium nepalense – GERANIE – 548 491 781 648 741

Nardostachys jatamansi – INDISCHE NARDE –
319 498 671 497 841

Aquilaria agallocha – TOINTENFISCH-ALOE –
549 712 814 918 517

Astragalus hoangtchy – WIRBELKRAUT – 518 491 217 516 298

Atropa sp. – WOLFSWUT – 394 548 391 749 819

Bidens parviflora – ZWEIZACK KLEINBLÜTIG –
514 471 219 831 478

Geum dryadoides – NELKENWURZ – 319 648 712 891 498

Acanthopanax spinosum – STACHELKRAFTWURZ DORNIG –
234 718 206 514 281

Abrus precatorius – PATERNOSTERERBSE –
894 328 719 818 498

Acanthopanax ricinifolium – STACHELKRAFTWURZ
ZANGENFÖRMIG – 498 713 214 461 847

Abutilon indicum – SCHÖNMALVE INDISCH –
219 814 318 512 821

Acacia catechu – AKAZIE GEKETTET (PERLSCHNURARTIG) –
294 318 214 016 718

Ginkgo biloba – GINKGO – 519 498 714 789 498

Acanthopanax spinosum – STACHELKRAFTWURZ DORNIG –
234 718 206 514 281

Hibiscus esculentus, H. manihot – COMBOFRUCHT –
549 478 479 314 841

Jasminum officinale – ECHTER JASMIN – 498 749 781 648 714

Ranunculus scleratus – GIFT-HAHNENFUß –
314 895 647 891 497

Gleditschia chinensis – HONIGERBSE CHINESISCH –
519 498 719 819 818

Adenophora, codonopsic, platycodon, wahlenbergia –
GLOCKENBLUME BLAU – 319 647 894 319 847

Mucuna capitata – BRENNHÜLSEN – 318 649 793 491 811

Psoralea corylifolia – PSORALEYA – 548 691 781 498 417

Taraxacum officinalis – LÖWENZAHN – 317 498 647 891 514

Atropa sp. – WOLFSWUT – 394 548 391 749 819

Balanophera – BALANOPHERA – 498 714 219 648 516

Juniperus chinensis – WACHOLDERBEERE CHINESISCH –
318 649 517 849 648

Kochia scoparia – BESENKRAUT – 316 497 894 715 841

Aster trinervius – ASTER GEDREIT – 849 516 317 854 378

Gleditschia japonica – HONIGERBSE JAPANISCH –
319 689 719 814 318

Lactuca sp. – GARTENSALAT – 318 498 478 647 845

Aceranthus sagittatus – ACERANTHUS PFEILFÖRMIG –
494 871 394 857 498

Ligustrum lucidum – HARTRIEGEL – 564 718 498 678 841

Rhus semialata – ESSIGBAUM – 348 749 314 518 617

Aster trinervius – ASTER GEDREIT – 849 516 317 854 378

Viburnum dilatatum – SCHNEEBALLSTRAUCH
BREITBLÄTTRIG – 394 897 398 641 741

Anemone cernua – ANEMONE – 513 471 216 891 549

Rhamnus japonica – KREUZDORN JAPANISCH –
497 698 318 695 841

Glycine hispida – SOJA BORSTIG – 519 648 794 898 718
Amomum amarum – KARDAMON SCHWARZ –
519 674 898 191 518
Viburnum dilatatum – SCHNEEBALLSTRAUCH
BREITBLÄTTRIG – 394 897 398 641 741
Sorghum vulgare – KAFFERNKORN – 507 328 429 064 898
Vitis corniculata – WEINTRAUBEN GEHÖRNT –
549 648 749 698 741
Woodwardia radicans – WURZELNDER KLETTERFARN –
697 895 391 594 891
Zizyphus sp. – CHINESISCHE JUJUBE – 317 498 648 749 841

Glycyrrhiza – SÜßHOLZ – 548 498 714 648 718
Blumea balsamifera – KAMPFERBLUMEYA –
319 471 284 598 641
Bombax malabaricum – BOMBAX – 319 348 549 671 489
Boymia rutaecarpa – EWODIYA – 471 498 516 719 491
Acanthopanax ricinifolium – STACHELKRAFTWURZ
ZANGENFÖRMIG – 498 713 214 461 847
Abutilon indicum – SCHÖNMALVE INDISCH –
219 814 318 512 821
Abrus precatorius – PATERNOSTERERBSE –
894 328 719 818 498
Acer trifidum – AHORN DREIGETEILT – 594 718 316 748 549
Hydropyrum latifolium – REISGRAS – 593 497 894 697 498

Iris ensata – IRIS SCHWERTFÖRMIG – 498 619 718 894 741

Nepeta glechoma – KATZENMINZE – 514 478 671 498 841

Sophora japonica – SOPHORE JAPANISCH –
397 648 545 817 491

Gnaphalium multiceps – RÜHRKRAUT MEHRKÖPFIG –
514 618 718 498 714

Scaphium scaphigerum – SCHIFFCHEN – 394 498 678 841 541

Lysimachia eleutheroides – GELBWEIDERICH –
318 419 618 714 481

Nyctanthes arbor tristis – TRAUERBAUM – 548 491 718 649 541

Gossypium herbaceum – BAUMWOLLSTAUDE –
914 318 317 481 641

Agave chinensis – AGAVE CHINESISCH – 219 367 891 497 218

Akebia quinata – AKEBIE – 348 514 471 189 894

Blumea balsamifera – KAMPFERBLUMEYA –
319 471 284 598 641

Boswellia – WEIHRAUCHPFLANZE – 491 487 519 649 517

Allium sativum – KNOBLAUCH – 214 893 518 617 881

Aquilaria agallocha – TINTENFISCH-ALOE –
549 712 814 918 517

Pyrola rotundifolia – BIRNKRAUT RUNDBLÄTTRIG –
319 649 748 751 849

Jatropha janipha – BRECHNUSS – 549 497 894 649 748

Symplocos prunifolia – BERGALUMEN – 534 648 497 898 648

Osmunda regalis – KÖNIGSFARN – 314 489 617 814 818

Areca catechu – KATECHU-PALME – 314 813 219 479 816

Coptis teeta – GOLDFADEN – 219 471 421 681 719

Alpinia globosum – GALANGITWURZEL – 219 491 718 491 219

Hibiscus rosasinensis – HIBISCUS "CHINESISCHE ROSE" –
319 481 489 317 481

Gymnocladus chinensis – SCHUSSERBAUM CHINESISCH –
513 481 498 714 648

Amomum medium – KARDAMON MITTEL –
519 487 218 417 514

Balanophera – BALANOPHERA – 498 714 219 648 516

Arisaema japonicum – ARONSTAB ZACKIG –
491 216 217 319 218

Argemone mexicana – MOHN STACHELIG –
918 514 319 417 218

Artemisia apiacea – BEIFUß BIRNENFÖRMIG –
514 317 218 491 516

Aster trinervius – ASTER GEDREIT – 849 516 317 854 378

Gymnogongrus pinnulata – HYMNOGONGRUS –
319 689 719 648 491

Inula chinensis – ALANT CHINESISCH – 519 649 849 718 491

Hypericum chinense – GOLDRUTENKRAUT CHINESISCH –
519 497 485 648 741

Musci – MOOSGEWÄCHSE – 519 498 497 491 498

Osmunda regalis – KÖNIGSFARN – 314 489 617 814 818

Gymnogongrus pinnulata – HYMNOGONGRUS –
319 689 719 648 491

Amaranthus sp. – AMARANT – 498 712 894 164 719

© Г. П. Грабовой, 1998

Abrus precatorius – PATERNOSTERERBSE –
894 328 719 818 498

Hordeum vulgare – GERSTE – 549 478 214 497 891

Digitaria Sanguinalis (caryopteris divaricata) – BLUTHIRSE –
519 317 898 061 798

Hibiscus rosasinensis – HIBISCUS "CHINESISCHE ROSE" –
319 481 489 317 481

Gymnothrix (Alopecurus) – FUCHSSCHWANZ –
531 498 471 648 818

Myristica moschata – MUSKATNUSS – 314 818 617 849 841

Akebia quinata – AKEBIE – 348 514 471 189 894

Achillea sibirica – SCHAFGARBE SIBIRISCH –
948 571 394 467 894

Nardostachys jatamansi – INDISCHE NARDE –
319 498 671 497 841

Benincasa cerifera – INDISCHER KÜRBIS –
319 548 849 671 498

Acorus sp. – MOORKALMUS – 249 718 497 148 216

Gentiana scabra – ENZIAN – 498 471 891 478 614

Gynandropsis pentaphylla – BASTARDSENF –
519 498 478 641 718

Agave chinensis – AGAVE CHINESISCH – 219 367 891 497 218

Diospyros kaki – KAKIFRUCHT JAPANISCH–
219 497 854 319 647

Viburnum dilatatum – SCHNEEBALLSTRAUCH
BREITBLÄTTRIG – 394 897 398 641 741

Asparagus lucidus – SPARGEL HELL – 317 498 518 491 219

Aglaia odorata – DUFTAGLAYA – 498 317 219 841 264

Akebia quinata – AKEBIE – 348 514 471 189 894

Amomum amarum – KARDAMON SCHWARZ –
519 674 898 191 518

Acanthopanax spinosum – STACHELKRAFTWURZ DORNIG –
234 718 206 514 281

Taxodium heterophyllum – ZUMPFZEDER –
549 714 849 981 841

Artemisia apiacea – BEIFUß BIRNENFÖRMIG –
514 317 218 491 516

Blumea balsamifera – KAMPFERBLUMEYA –
319 471 284 598 641

Alpinia globosum – GALANGITWURZEL – 219 491 718 491 219

Gynocardia odorata – DUFTENDE GYNOCARDIE –
498 719 734 814 818

Arisaema ringens – JAPANISCHER FEUERKOLBEN –
318 491 598 647 895

Balanophera – BALANOPHERA – 498 714 219 648 516

Mirabilis jalapa – WUNDERBLUME – 498 471 649 718 148

Begonia discolor (B. evansiana) – SCHIEFBLATT –
394 891 519 748 516

Gynura pinnatifida – FLEDERMAUSLILIE –
549 618 714 891 718

Aceranthus sagittatus – ACERANTHUS PFEILFÖRMIG –
494 871 394 857 498

© Г. П. Грабовой, 1998

Agave chinensis – AGAVE CHINESISCH – 219 367 891 497 218

Bignonia grandiflora – BIGNONIYA – 814 917 219 498 516

Caryophyllus aromaticus – NELKE – 319 714 894 516 718

Conioselinum univittatum – SCHIERLING – 491 478 849 618 918

Artemisia stelleriana vesiculosa – BEIFUß BLASENARTIG –
316 847 219 548 314

Artemisia vulgaris – BEIFUß – 648 541 219 364 591

Pterocarpus santalinus – PTEROKARPUS – 549 647 891 495 641

Halymenia dentata – HALIMENIYA ZACKIG –
319 498 648 719 814

Inula chinensis – ALANT CHINESISCH – 519 649 849 718 491

Begonia discolor (B. evansiana) – SCHIEFBLATT –
394 891 519 748 516

Anemone cernua – ANEMONE – 513 471 216 891 549

Hamamelis japonica – ZAUBERNUSS JAPANISCH –
319 497 894 671 891

Alpinia globosum – GALANGITWURZEL – 219 491 718 491 219

Astragalus hoangtchy – WIRBELKRAUT – 518 491 217 516 298

Diospyros kaki – KAKIFRUCHT JAPANISCH –
219 497 854 319 647

Helianthus annuus – SONNENBLUME – 314 648 718 749 894

Aceranthus sagittatus – ACERANTHUS PFEILFÖRMIG –
494 871 394 857 498

Adenophora, codonopsic, platycodon, wahlenbergia –
GLOCKENBLUME BLAU – 319 647 894 319 847

Abrus precatorius – PATERNOSTERERBSE –
894 328 719 818 498

Allium odorum – KNOLLENZWIEBEL – 514 217 298 491 481

Clausena wampi – CLAUSENA – 481 219 648 549 171

Kyllingia monocephala – EINKÖPFIGE KYLLINGIA –
319 648 714 498 841

Berberis thunbergii –BERBERITZE TUNBERG –
319 471 218 519 641

Aplotaxis auriculata – APLOTAXIS – 519 314 819 712 819

Pyrus baccata – BIRNE WILD – 394 785 649 894 718

Polygonatum officinale – WENIGBLÜTIGER WEIßWURZ –
598 497 319 697 841

Anemone cernua – ANEMONE – 513 471 216 891 549

Hemerocallis – TAGLILIE - 491 489 594 847 891

Kyllingia monocephala – EINKÖPFIGE KYLLINGIA –
319 648 714 498 841

Hypoxis aurea – ALETRIS – 549 891 649 894 718

Nepeta glechoma – KATZENMINZE – 514 478 671 498 841

Agave chinensis – AGAVE CHINESISCH – 219 367 891 497 218

Viburnum dilatatum – SCHNEEBALL STRAUCH
BREITBLÄTTRIG – 394 897 398 641 741

Artemisia keiskiana – BEIFUß KEISKIANA (DACHFÖRMIG) –
819 491 518 549 617

Acanthopanax ricinifolium – STACHELKRAFTWURZ
ZANGENFÖRMIG – 498 713 214 461 847

Begonia discolor (B. evansiana) – SCHIEFBLATT –
394 891 519 748 516

Alpinia globosum – GALANGITWURZEL – 219 491 718 491 219

Blumea balsamifera – KAMPFERBLUMEYA –
319 471 284 598 641

Hepatica sp. – LEBERMOOS – 549 648 719 894 714

Allium fistulosum – ROHRLAUCH – 519 617 891 492 814

Alocasia machroriza – ALOKASIYA – 498 719 649 712 894

Acanthopanax ricinifolium – STACHELKRAFTWURZ ZANGENFÖRMIG – 498 713 214 461 847

Arisaema ringens – JAPANISCHER FEUERKOLBEN –
318 491 598 647 895

Raphanus sativus – RADISCHEN – 478 691 741 895 498

Mandragora – MANDRAGORE – 389 649 718 671 218

Rhamnus chlorophorus – KREUZDORN GRÜN –
549 647 319 895 617

Strychnos nuxvomica – STRYCHNINBEERE –
547 648 894 751 491

Inula chinensis – ALANT CHINESISCH – 519 649 849 718 491

Maesa doraena – MAESA – 318 491 649 718 841

Magnolia hypoleuca – MAGNOLIE HYPOLEUKA –
319 497 841 649 718

Heteropogon contortus – DREHDORNSCHNABEL –
548 471 489 479 891

Nepeta glechoma – KATZENMINZE – 514 478 671 498 841

Gymnogongrus pinnulata – HYMNOGONGRUS –
319 689 719 648 491

Osmunda regalis – KÖNIGSFARN – 314 489 617 814 818

Viburnum dilatatum – SCHNEEBALLSTRAUCH
BREITBLÄTTRIG – 394 897 398 641 741

Vitex cannabifolia – MÖNCHSPFEFFER – 749 648 731 894 741

Vitis serianaefolia – WEINREBE DORNIG – 364 794 398 781 219

Astragalus hoangtchy – WIRBELKRAUT – 518 491 217 516 298

Atropa sp. – WOLFSWUT – 394 548 391 749 819

Hibiscus esculentus, H. manihot – COMBOFRUCHT –
549 478 479 314 841

Begonia discolor (B. evansiana) – SCHIEFBLATT –
394 891 519 748 516

Lycium chinense – BOCKSDORN CHINESISCH –
548 647 841 678 841

Blumea balsamifera – KAMPFERBLUMEYA –
319 471 284 598 641

Artemisia keiskiana – BEIFUß KEISKIANA (DACHFÖRMIG) –
819 491 518 549 617

Amomum amarum – KARDAMON SCHWARZ –
519 674 898 191 518

Artemisia stelleriana vesiculosa – BEIFUß BLASENARTIG –
316 847 219 548 314

Aglaia odorata – DUFTAGLAYA – 498 317 219 841 264

Hibiscus mutabilis – HIBISCUS MUTABEL –
489 641 789 124 781

Alliaria wasahi – KNOBLAUCHKRÖTE – 318 419 854 671 814

Chamaerops excelsa – ZWERGPALME – 418 471 319 694 518

Artemisia apiacea – BEIFUß BIRNENFÖRMIG –
514 317 218 491 516

Coriandrum sativum – SAATKORIANDER –
491 478 641 718 419

Crocus sativus – SAFRAN – 491 811 497 847 916

Argemone mexicana – MOHN STACHELIG –
918 514 319 417 218

Conioselinum univittatum – SCHIERLING – 491 478 849 618 918

Cecrodendron fortunatum – CEKRODENDRON –
218 531 491 647 819

Kyllingia monocephala – EINKÖPFIGE KYLLINGIA –
319 648 714 498 841

Psoralea corylifolia – PSORALEYA – 548 691 781 498 417

Thlaspi arvense – PFENNIGKRAUT – 538 649 713 841 214

Astragalus hoangtchy – WIRBELKRAUT – 518 491 217 516 298

Asparagus lucidus – SPARGEL HELL – 317 498 518 491 219

Hibiscus rosasinensis – HIBISCUS «CHINESISCHE ROSE" –
319 481 489 317 481

Artemisia apiacea – BEIFUß BIRNENFÖRMIG –
514 317 218 491 516

Diospyros kaki – KAKIFRUCHT JAPANISCH–
219 497 854 319 647

Kyllingia monocephala – EINKÖPFIGE KYLLINGIA –
319 648 714 498 841

Nuphar japonicum – TEICHROSE JAPANISCH –
319 689 749 758 841

Populus alba – SILBERPAPPEL – 549 317 849 649 781

Ocimum basilicum – BASILIKUM – 319 497 485 649 718

Plantago major – WEGERICH GROß – 548 317 949 897 319

Seseli libanotis – BERGFENCHEL – 519 714 895 698 741

Stillingia sebifera – ÖLBAUM – 475 694 381 479 851

Spondias amara – SCHLEHPFLAUME – 539 647 895 854 817

Raphanus sativus – RADISCHEN – 478 691 741 895 498

Lycium chinense – BOCKSDORN CHINESISCH –
548 647 841 678 841

Hibiscus syriacus – GARTENHIBISCUS – 319 481 428 471 498

Cinnamomum cassia – ZIMT (KASSIAZIMT) –
414 864 519 648 716

Citrullus vulgaris – WASSERMELONE – 948 547 219 649 517

Areca catechu – KATECHU-PALME – 314 813 219 479 816

Setaria italica – SETARIYA "KOLBENHIRSE" –
364 895 378 648 718

Artemisia keiskiana – BEIFUß KEISKIANA (DACHFÖRMIG) –
819 491 518 549 617

Shorea robusta – SALBAUM – 368 491 518 531 841

Sorghum vulgare – KAFFERNKORN – 507 328 429 064 898

Artemisia vulgaris – BEIFUß – 648 541 219 364 591

Amomum xanthoides – KARDAMON GELB –
519 248 714 217 491

Stachys aspera – STACHYS – 497 841 516 849 897

Abrus precatorius – PATERNOSTERERBSE –
894 328 719 818 498

© Г. П. Грабовой, 1998

Hierochloe borealis – MARIENGRAS – 519 498 714 219 819
Ipomoea batatas – TRICHTERWINDE BATATE –
514 489 718 618 714
Iris ensata – IRIS SCHWERTFÖRMIG – 498 619 718 894 741
Jatropha janipha – BRECHNUSS – 549 497 894 649 748
Abrus precatorius – PATERNOSTERERBSE –
894 328 719 818 498
Artemisia apiacea – BEIFUß BIRNENFÖRMIG –
514 317 218 491 516

Hordeum vulgare – GERSTE – 549 478 214 497 891
Nardostachys jatamansi – INDISCHE NARDE –
319 498 671 497 841
Berberis thunbergii –BERBERITZE THUNBERG –
319 471 218 519 641
Incarvillea sinensis – INKARVILLEYA CHINESISCH –
519 497 894 648 741
Setaria italica – SETARIYA "KOLBENHIRSE" –
364 895 378 648 718
Begonia discolor (B. evansiana) – SCHIEFBLATT –
394 891 519 748 516
Blumea balsamifera – KAMPFERBLUMEYA –
319 471 284 598 641
Artemisia apiacea – BEIFUß BIRNENFÖRMIG –
514 317 218 491 516
Camelia thea – TEESTRAUCH – 549 318 894 174 918

Houttuynia cordata – EIDECHSENSCHWANZ –
549 475 894 674 891

Acanthopanax spinosum – STACHELKRAFTWURZ DORNIG –
234 718 206 514 281

Begonia discolor (B. evansiana) – SCHIEFBLATT –
394 891 519 748 516

Luffa cylindrica – SCHWAMMKÜRBIS ZYLINDRISCH –
549 647 498 754 191

Barkhausia repens – BARKCHAUSIYA KRIECHEND –
594 471 894 421 671

Blumea balsamifera – KAMPFERBLUMEYA –
319 471 284 598 641

Mucuna capitata – BRENNHÜLSEN – 318 649 793 491 811

Oenanthe stolonifera – PFERDESAAT – 314 318 718 419 481

Angelica anomala – ENGELWURZ UNTYPISCH –
549 481 217 519 491

Bidens parviflora – ZWEIZACK KLEINBLÜTIG –
514 471 219 831 478

Hovenia dulcis – HOVENIE – 549 497 894 649 718

Acer trifidum – AHORN DREIGETEILT – 594 718 316 748 549

Agave chinensis – AGAVE CHINESISCH – 219 367 891 497 218

Soja hispidia (glycine hispidia) – SOJA BORSTIG –
531 895 649 897 314

Arisaema ringens – JAPANISCHER FEUERKOLBEN –
318 491 598 647 895

Aglaia odorata – DUFTAGLAYA – 498 317 219 841 264

Humulus japonicus – JAPANISCHER HOPFEN –
481 496 475 894 818

Luffa cylindrica – SCHWAMMKÜRBIS ZYLINDRISCH –
549 647 498 754 191

Althaea rosea – EIBISCH ROSE – 514 671 891 497 184

Acorus sp. – MOORKALMUS – 249 718 497 148 216

Achillea sibirica – SCHAFGARBE SIBIRISCH –
948 571 394 467 894

Achryanthes bidentata – SOLOMOBLÜTE – 491 264 798 471 264

Bombax malabaricum – BOMBAX – 319 348 549 671 489

Camphora officinarum (Laurus camphora, Lin. Cinna-momum camphora) – KAMPFERBAUM – 491 548 319 649 716

Prunus mume – BACKPFLAUME – 518 617 314 851 489

Prunus armeniaca – APRIKOSE – 498 894 713 518 817

Macroclinidium verticillatum – MAKROKLINIDIUM –
314 478 641 841 848

Osmunda regalis – KÖNIGSFARN – 314 489 617 814 818

Bletia hyacinthina – BERGORCHIDEE – 478 416 318 498 714

Hydropyrum latifolium – REISGRAS – 593 497 894 697 498

Raphanus sativus – RADISCHEN – 478 691 741 895 498

Vicia hirsuta – RIEDHAAR – 648 749 319 841 815

Vitex cannabifolia – MÖNCHSPFEFFER – 749 648 731 894 741

Juglans regia – WALNUSS – 219 497 498 849 641

Maesa doraena – MAESA – 318 491 649 718 841

Kyllingia monocephala – EINKÖPFIGE KYLLINGIA –
319 648 714 498 841

Amomum medium – MITTLERER KARDAMOM –
519 487 218 417 514

Bidens parviflora – ZWEIZACK KLEINBLÜTIG –
514 471 219 831 478

Apium graveolens – SELLERIE – 514 812 318 417 819

Hyoscyamus niger – BILSENKRAUT SCHWARZ –
519 498 649 781 319

Acacia catechu – AKAZIE GEKETTET (PERLSCHNURARTIG) –
294 318 214 016 718

Agave chinensis – AGAVE CHINESISCH – 219 367 891 497 218

Areca catechu – KATECHU-PALME – 314 813 219 479 816

Capsella bursa pastoris – HIRTENTÄSCHEL –
498 718 319 481 514

Artemisia keiskiana – BEIFUß KEISKIANA (DACHFÖRMIG) –
819 491 518 549 617

Hydropyrum latifolium – REISGRAS – 593 497 894 697 498

Adenophora, codonopsic, platycodon, wahlenbergia –
GLOCKENBLUME BLAU – 319 647 894 319 847

Alocasia machroriza – ALOKASIYA – 498 719 649 712 894

Hypericum chinense – GOLDRUTENKRAUT CHINESISCH –
519 497 485 648 741

Agave chinensis – AGAVE CHINESISCH – 219 367 891 497 218

Coix lacrima – HIOBSTRÄNE – 198 714 217 842 614

Hibiscus esculentus, H. manihot – COMBOFRUCHT –
549 478 479 314 841

Imperata arundinacea – ROHRIMPERATA –
498 064 371 294 491

Acanthopanax ricinifolium – STACHELKRAFTWURZ ZANGENFÖRMIG – 498 713 214 461 847

Raphanus sativus – RADISCHEN – 478 691 741 895 498

Ocimum basilicum – BASILIKUM – 319 497 485 649 718

Strychnos nuxvomica – STRYCHNINBEERE –
547 648 894 751 491

Alpinia globosum – GALANGITWURZEL – 219 491 718 491 219

Allium odorum – KNOLLENZWIEBEL – 514 217 298 491 481

Hypoxis aurea – ALETRIS – 549 891 649 894 718

Adenophora, codonopsic, platycodon, wahlenbergia – GLOCKENBLUME BLAU – 319 647 894 319 847

Hydropyrum latifolium – REISGRAS – 593 497 894 697 498

Aspidium falcatum – HOLZFARN – 364 517 218 474 519

Agave chinensis – AGAVE CHINESISCH – 219 367 891 497 218

Boehmeria nivea – CHINESISCHE NESSEL –
491 514 319 854 916

Artemisia apiacea – BEIFUß BIRNRNFÖRMIG –
514 317 218 491 516

Luffa cylindrica – SCHWAMMKÜRBIS ZYLINDRISCH –
549 647 498 754 191

Ilex cornuta – CHINESISCHE STECHPALME –
594 471 489 649 791

Hydropyrum latifolium – REISGRAS – 593 497 894 697 498

Lycium chinense – BOCKSDORN CHINESISCH –

548 647 841 678 841

Prunus armeniaca – APRIKOSE – 498 894 713 518 817

Smilax sinensis – FLÜGEL-YAMS – 398 497 548 851 641

Woodwardia radicans – WURZELNDER KLETTERFARN – 697 895 391 594 891

Xanthoceras sorbifolia – GELBHORN – 471 489 398 647 841

Ilex pedunculosa – STECHPALME FALLEND – 498 649 714 819 317

Angelica anomala – ENGELWURZ UNTYPISCH – 549 481 217 519 491

Balanophera – BALANOPHERA – 498 714 219 648 516

Aster trinervius – ASTER GEDREIT – 849 516 317 854 378

Acacia catechu – AKAZIE GEKETTET (PERLSCHNURARTIG) – 294 318 214 016 718

Abrus precatorius – PATERNOSTERERBSE – 894 328 719 818 498

Allium odorum – KNOLLENZWIEBEL – 514 217 298 491 481

Adenophora, codonopsic, platycodon, wahlenbergia – GLOCKENBLUME BLAU – 319 647 894 319 847

Juniperus chinensis – WACHOLDERBEERE CHINESISCH – 318 649 517 849 648

Artemisia stelleriana vesiculosa – BEIFUß BLASENARTIG – 316 847 219 548 314

Asarum forbesi – HASELWURZ – 894 316 719 518 516

Ferns – FARNPFLANZEN – 498 471 849 478 481

Illicum anisatum – STERNANIS – 498 471 519 697 894

Lycium chinense – BOCKSDORN CHINESISCH –
548 647 841 678 841

Begonia discolor (B. evansiana) – SCHIEFBLATT –
394 891 519 748 516

Astragalus hoangtchy – WIRBELKRAUT – 518 491 217 516 298

Imperata arundinacea – ROHRIMPERATA –
498 064 371 294 491

Artemisia stelleriana vesiculosa – BEIFUß BLASENARTIG –
316 847 219 548 314

Apium graveolens – SELLERIE – 514 812 318 417 819

Osmunda regalis – KÖNIGSFARN – 314 489 617 814 818

Aplotaxis auriculata – APLOTAXIS – 519 314 819 712 819

Areca catechu – KATECHU-PALME – 314 813 219 479 816

Camphora officinarum (Laurus camphora, Lin. Cinna-momum camphora) – KAMPFERBAUM – 491 548 319 649 716

Spondias dulcis – GOLDPFLAUME – 475 847 398 671 219

Stillingia sebifera – ÖLBAUM – 475 694 381 479 851

Strychnos nuxvomica – STRYCHNINBEERE –
547 648 894 751 491

Phytolacca acinosa – KERMESBEERE – 194 471 891 697 741

Impatiens balsamina – SPRINGKRAUT – 519 647 894 698 741

Nardostachys jatamansi – INDISCHE NARDE –
319 498 671 497 841

Begonia discolor (B. evansiana) – SCHIEFBLATT –
394 891 519 748 516

Atractylis sp. – ATRAKTILIS – 481 564 917 854 219

Astragalus hoangtchy – WIRBELKRAUT – 518 491 217 516 298

Artemisia apiacea – BEIFUß BIRNENFÖRMIG –
514 317 218 491 516

Selinum monnieri – SILGE – 548 641 719 612 417

Daphne genkwa – WILDER PFEFFERSTRAUCH –
591 498 714 461 819

Rhododendron metternichii (R. fortunei) – RHODODENDRON METTERNICH – 316 894 897 898 491

Imperata arundinacea – ROHRIMPERATA –
498 064 371 294 491

Luffa cylindrica – SCHWAMMKÜRBIS ZYLINDRISCH –
549 647 498 754 191

Argemone mexicana – MOHN STACHELIG –
918 514 319 417 218

Hordeum vulgare – GERSTE – 549 478 214 497 891

Incarvillea sinensis – INKARVILLEYA CHINESISCH –
519 497 894 648 741

Althaea rosea – EIBISCH ROSE – 514 671 891 497 184

Humulus japonicus – JAPANISCHER HOPFEN –
481 496 475 894 818

Arisaema japonicum – ARONSTAB ZACKIG –
491 216 217 319 218

Symplocos prunifolia – BERGALUMEN – 534 648 497 898 648

Stellaria aquatica – STERNKRAUT – 395 698 754 647 891

Selinum sp. – SILGE – 691 895 371 694 891

Osmunda regalis – KÖNIGSFARN – 314 489 617 814 818

Polygonum blumei – KNÖTERICH BLÜHEND –
493 518 714 821 498

Polygonum bistorta – SCHLANGENKNÖTERICH –
593 498 718 649 319

Aster trinervius – ASTER GEDREIT – 849 516 317 854 378

Hypericum chinense – GOLDRUTENKRAUT CHINESISCH –
519 497 485 648 741

Begonia discolor (B. evansiana) – SCHIEFBLATT –
394 891 519 748 516

Indigofera sp. – INDIGO – 549 478 714 648 841

Artemisia vulgaris – BEIFUß – 648 541 219 364 591

Asparagus lucidus – SPARGEL HELL – 317 498 518 491 219

Diospyros kaki – KAKIFRUCHT JAPANISCH –
219 497 854 319 647

Inula chinensis – ALANT CHINESISCH – 519 649 849 718 491

Apium graveolens – SELLERIE – 514 812 318 417 819

Artemisia stelleriana vesiculosa – BEIFUß BLASENARTIG –
316 847 219 548 314

Adenophora, codonopsic, platycodon, wahlenbergia –
GLOCKENBLUME BLAU – 319 647 894 319 847

Allium odorum – KNOLLENZWIEBEL – 514 217 298 491 481

Ipomoea aquatica – WASSER TRICHTERWINDE –
498 894 749 647 891

Artemisia stelleriana vesiculosa – BEIFUß BLASENARTIG –
316 847 219 548 314

Asparagus lucidus – SPARGEL HELL – 317 498 518 491 219

Diospyros kaki – KAKIFRUCHT JAPANISCH –
219 497 854 319 647

Acanthopanax spinosum – STACHELKRAFTWURZ DORNIG –
234 718 206 514 281

Aglaia odorata – DUFTAGLAYA – 498 317 219 841 264

Coix lacrima – HIOBSTRÄNE – 198 714 217 842 614

Arisaema japonicum – ARONSTAB ZACKIG –
491 216 217 319 218

Juniperus chinensis – WACHOLDERBEERE CHINESISCH –
318 649 517 849 648

Adenophora, codonopsic, platycodon, wahlenbergia –
GLOCKENBLUME BLAU – 319 647 894 319 847

Agave chinensis – AGAVE CHINESISCH – 219 367 891 497 218

Ipomoea batatas – TRICHTERWINDE BATATE –
514 489 718 618 714

Akebia quinata – AKEBIE – 348 514 471 189 894

Amomum xanthoides – KARDAMON GELB –
519 248 714 217 491

Humulus japonicus – JAPANISCHER HOPFEN –
481 496 475 894 818

Artemisia stelleriana vesiculosa – BEIFUß BLASENARTIG –
316 847 219 548 314

Pyrola rotundifolia – BIRNKRAUT RUNDBLÄTTRIG –
319 649 748 751 849

Mucuna capitata – BRENNHÜLSEN – 318 649 793 491 811

Strychnos nuxvomica – STRYCHNINBEERE –
547 648 894 751 491

Iris ensata – IRIS SCHWERTFÖRMIG – 498 619 718 894 741
Artemisia vulgaris – BEIFUß – 648 541 219 364 591
Asarum forbesi – HASELWURZ – 894 316 719 518 516
Argemone mexicana – MOHN STACHELIG –
918 514 319 417 218
Osmunda regalis – KÖNIGSFARN – 314 489 617 814 818
Lycium chinense – BOCKSDORN CHINESISCH –
548 647 841 678 841
Begonia discolor (B. evansiana) – SCHIEFBLATT –
394 891 519 748 516
Psoralea corylifolia – PSORALEYA – 548 691 781 498 417

Iris sibirica – IRIS SIBIRISCH – 548 491 719 648 714
Lactuca sp. – GARTENSALAT – 318 498 478 647 845
Vitis flexuosa – GEWUNDENE WEINREBE –
648 749 519 649 841
Aster trinervius – ASTER GEDREIT – 849 516 317 854 378
Aquilaria agallocha – TINTENFISCH-ALOE –
549 712 814 918 517
Luffa cylindrica – SCHWAMMKÜRBIS ZYLINDRISCH –
549 647 498 754 191
Mandragora – MANDRAGORE – 389 649 718 671 218
Astragalus hoangtchy – WIRBELKRAUT – 518 491 217 516 298
Anemone cernua – ANEMONE – 513 471 216 891 549

Arisaema japonicum – ARONSTAB ZACKIG –
491 216 217 319 218

Althaea rosea – STOCKROSE – 514 671 891 497 184

Aplotaxis auriculata – APLOTAXIS – 519 314 819 712 819

Atropa sp. – WOLFSWUT – 394 548 391 749 819

Bidens parviflora – ZWEIZACK KLEINBLÜTIG –
514 471 219 831 478

Ixora stricta – IXORA AUFRECHT – 549 648 749 798 549

Arctium lappa – KLETTE – 519 471 218 314 217

Cryptotaenia canadensis – KANADISCHE KRYPTOTAENIE –
364 891 789 948 841

Allium sativum – KNOBLAUCH – 214 893 518 617 881

Alliaria wasahi – KNOBLAUCHKRÖTE – 318 419 854 671 814

Chrysanthemum coronarium – GÄNSEBLUME –
814 948 518 471 218

Cinnamomum cassia – ZIMT (KASSIAZIMT) –
414 864 519 648 716

Arisaema ringens – JAPANISCHER FEUERKOLBEN –
318 491 598 647 895

Amomum amarum – KARDAMON SCHWARZ –
519 674 898 191 518

Pyrus baccata – BIRNE WILD – 394 785 649 894 718

Jasminum sambac – JASMIN SAMBAK – 349 648 794 894 891

Nyctanthes arbor tristis – TRAUERBAUM – 548 491 718 649 541

Oxalis corniculata – SAUERKLEE HORNFÖRMIG –
514 897 319 649 718

Jasminum nudiflorum – ECHTER WINTERJASMIN –
514 498 714 897 848

Adenophora, codonopsic, platycodon, wahlenbergia –
GLOCKENBLUME BLAU – 319 647 894 319 847

Aceranthus sagittatus – ACERANTHUS PFEILFÖRMIG –
494 871 394 857 498

Abrus precatorius – PATERNOSTERERBSE –
894 328 719 818 498

Agave chinensis – AGAVE CHINESISCH – 219 367 891 497 218

Arisaema japonicum – ARONSTAB ZACKIG –
491 216 217 319 218

Artemisia apiacea – BEIFUß BIRNENFÖRMIG –
514 317 218 491 516

Jasminum sambac – ARABISCHER JASMIN –
349 648 794 894 891

Aglaia odorata – DUFTAGLAYA – 498 317 219 841 264

Arisaema ringens – JAPANISCHER FEUERKOLBEN –
318 491 598 647 895

Amaranthus sp. – AMARANT – 498 712 894 164 719

Ranunculus acris – SCHARFER HAHNENFUß –
314 849 875 841 641

Jasminum officinale – ECHTER JASMIN – 498 749 781 648 714

Luffa cylindrica – SCHWAMMKÜRBIS ZYLINDRISCH –
549 647 498 754 191

Begonia discolor (B. evansiana) – SCHIEFBLATT –
394 891 519 748 516

Acanthopanax spinosum – STACHELKRAFTWURZ DORNIG –
234 718 206 514 281

Adenophora, codonopsic, platycodon, wahlenbergia –
GLOCKENBLUME BLAU – 319 647 894 319 847

Agave chinensis – AGAVE CHINESISCH – 219 367 891 497 218

Lophatherum elatum – LOPHATERIUM ELATUM –
518 497 478 641 841

Symplocos prunifolia – BERGALUMEN – 534 648 497 898 648

Musci – MOOSGEWÄCHSE – 519 498 497 491 498

Osmunda regalis – KÖNIGSFARN – 314 489 617 814 818

Mucuna capitata – BRENNHÜLSEN – 318 649 793 491 811

Linum usitatissimum – LEIN ECHT – 495 478 219 317 214

Ilex pedunculosa – STECHPALME FALLEND –
498 649 714 819 317

Jasminum sambac – ARABISCHER JASMIN –
349 648 794 894 891

Diervilla versicolor (weigela japonica) – WEIGELIEN JAPANISCH – 549 781 496 719 814

Torreya nucifera – TORREYE – 513 648 794 851 641

Lophatherum elatum – LOPHATERIUM ELATUM –
518 497 478 641 841

Boehmeria nivea – CHINESISCHE NESSEL –
491 514 319 854 916

Michelia champaca – CHAMPAKA MICHELIA –
549 478 851 649 718

Pyrola rotundifolia – BIRNKRAUT RUNDBLÄTTRIG –
319 649 748 751 849

Prunus armeniaca – APRIKOSE – 498 894 713 518 817

Myriophyllum – TAUSENDBLATT – 549 848 318 649 718

Phellodendron amurense – AMURPHELLODENDRON –
549 481 317 649 841

Jatropha janipha – BRECHNUSS – 549 497 894 649 748

Aceranthus sagittatus – ACERANTHUS PFEILFÖRMIG –
494 871 394 857 498

Agave chinensis – AGAVE CHINESISCH – 219 367 891 497 218

Acer trifidum – AHORN DREIGETEILT – 594 718 316 748 549

Aglaia odorata – DUFTAGLAYA – 498 317 219 841 264

Akebia quinata – AKEBIE – 348 514 471 189 894

Ipomoea batatas – TRICHTERWINDE BATATE –
514 489 718 618 714

Torreya nucifera – TORREYE – 513 648 794 851 641

Stillingia sebifera – ÖLBAUM – 475 694 381 479 851

Spondias dulcis – GOLDPFLAUME – 475 847 398 671 219

Spondias amara – SCHLEHPFLAUME – 539 647 895 854 817

Sorghum vulgare – KAFFERNKORN – 507 328 429 064 898

Acanthopanax ricinifolium – STACHELKRAFTWURZ
ZANGENFÖRMIG – 498 713 214 461 847

Juglans regia – WALNUSS – 219 497 498 849 641

Acanthopanax ricinifolium – STACHELKRAFTWURZ
ZANGENFÖRMIG – 498 713 214 461 847

Allium odorum – KNOLLENZWIEBEL – 514 217 298 491 481

Caryophyllus aromaticus – NELKE – 319 714 894 516 718

Caesalpinia sp. C. minax – VOGELSTRAUCH –
194 897 398 549 671

Boswellia – WEIHRAUCH – 491 487 519 649 517

Bombax malabaricum – BOMBAX – 319 348 549 671 489

Aegle sepiaria – LIMETTE STACHELIG (SCHLANGENEGL) –
218 614 317 812 491

Aglaia odorata – DUFTAGLAYA – 498 317 219 841 264

Agave chinensis – AGAVE CHINESISCH – 219 367 891 497 218

Conioselinum univittatum – SCHIERLING – 491 478 849 618 918

Aspidium falcatum – ILEX-FARN – 364 517 218 474 519

Juncus communis – FLATTERIGE BINSE – 319 648 717 849 648

Acanthopanax ricinifolium – STACHELKRAFTWURZ
ZANGENFÖRMIG – 498 713 214 461 847

Allium sativum – KNOBLAUCH – 214 893 518 617 881

Acer trifidum – AHORN DREIGETEILT – 594 718 316 748 549

Abrus precatorius – PATERNOSTERERBSE –
894 328 719 818 498

Agave chinensis – AGAVE CHINESISCH – 219 367 891 497 218

Arisaema japonicum – ARONSTAB ZACKIG –
491 216 217 319 218

Artemisia apiacea – BEIFUß BIRNENFÖRMIG –
514 317 218 491 516

Berberis thunbergii – THUNBERGS BERBERITZE –
319 471 218 519 641

Daphne genkwa – WILDER PFEFFERSTRAUCH –
591 498 714 461 819

Dalbergia hupeana – HUPEH ROSENHOLZ –
589 614 312 089 491

Asarum forbesi – HASELWURZ – 894 316 719 518 516

Begonia discolor (B. evansiana) – SCHIEFBLATT –
394 891 519 748 516

Viburnum dilatatum – SCHNEEBALLSTRAUCH
BREITBLÄTTRIG – 394 897 398 641 741

Juniperus chinensis – WACHOLDERBEERE CHINESISCH –
318 649 517 849 648

Acanthopanax spinosum – STACHELKRAFTWURZ DORNIG –
234 718 206 514 281

Acanthopanax ricinifolium – STACHELKRAFTWURZ
ZANGENFÖRMIG – 498 713 214 461 847

Achillea sibirica – SCHAFGARBE SIBIRISCH –
948 571 394 467 894

Aglaia odorata – DUFTAGLAYA – 498 317 219 841 264

Ranunculus sp. – BUTTERBLUME – 594 319 848 719 016

Saraca indica – SARACA INDISCH – 368 495 548 671 218

Nepeta glechoma – KATZENMINZE – 514 478 671 498 841

Phaseolus radiatus – STRAHLENBLUMENBOHNE –
514 318 491 671 841

Polygonum filiforme – KNÖTERICH FADENARTIG –
549 671 894 712 319

Platycaria strobilacea – KNOLLENPLATIKARIYA –
349 893 317 384 518

Angelica decursiva – CHINESISCHER HAARSTRANG –
519 364 819 574 981

Zizyphus vulgaris – CHINESISCHE JUJUBE ECHT –
316 718 319 649 748

Justicia procumbens – VASICA AZALEE – 319 648 749 681 719

Acanthopanax spinosum – STACHELKRAFTWURZ DORNIG –
234 718 206 514 281

Acanthopanax ricinifolium – STACHELKRAFTWURZ ZANGENFÖRMIG – 498 713 214 461 847

Atropa sp. – WOLFSWUT – 394 548 391 749 819

Amomum amarum – KARDAMON SCHWARZ –
519 674 898 191 518

Apium graveolens – SELLERIE – 514 812 318 417 819

Aegle sepiaria – LIMETTE STACHELIG (SCHLANGENEGL) –
218 614 317 812 491

Asparagus lucidus – SPARGEL HELL – 317 498 518 491 219

Kaempferia galanga – GEWÜRZLILIE – 314 497 894 649 718

Artemisia stelleriana vesiculosa – BEIFUß BLASENARTIG –
316 847 219 548 314

Ipomoea batatas – TRICHTERWINDE BATATE –
514 489 718 618 714

Aster trinervius – ASTER GEDREIT – 849 516 317 854 378

Populus tremula – ZITTERPAPPEL – 549 471 898 671 319

Punica granatum – GRANATBAUM – 193 648 714 845 648

Artemisia keiskiana – BEIFUß KEISKIANA (DACHFÖRMIG) –
819 491 518 549 617

© Г. П. Грабовой, 1998

Blumea balsamifera – KAMPFERBLUMEYA –
319 471 284 598 641

Atropa sp. – WOLFSWUT – 394 548 391 749 819

Nandina domestica – ZIMMERHIMMELSBAMBUS –
318 497 314 851 617

Nardostachys jatamansi – INDISCHE NARDE –
319 498 671 497 841

Aquilaria agallocha – TINTENFISCH-ALOE –
549 712 814 918 517

•Kaempferia pundurata – GEWÜRZLILIE – 318 498 714 649 718

Acacia catechu – AKAZIE GEKETTET (PERLSCHNURARTIG) –
294 318 214 016 718

Anemone cernua – ANEMONE – 513 471 216 891 549

Apium graveolens – SELLERIE – 514 812 318 417 819

Artemisia apiacea – BEIFUß BIRNENFÖRMIG –
514 317 218 491 516

Alocasia machroriza – ALOKASIYA – 498 719 649 712 894

Asarum forbesi – HASELWURZ – 894 316 719 518 516

Blumea balsamifera – KAMPFERBLUMEYA –
319 471 284 598 641

Aralia cordata – BERGANGELIKA – 914 817 319 898 514

Artemisia stelleriana vesiculosa – BEIFUß BLASENARTIG –
316 847 219 548 314

Aspidium falcatum – ILEX-FARN – 364 517 218 474 519

Bidens parviflora – ZWEIZACK KLEINBLÜTIG –
514 471 219 831 478

Alpinia globosum – GALANGITWURZEL – 219 491 718 491 219

Atropa sp. – WOLFSWUT – 394 548 391 749 819

Biota orientalis – THUYA – 549 716 318 491 748

Kerria japonica – JAPANISCHE KERRIE – 519 617 498 897 491

Acanthopanax ricinifolium – STACHELKRAFTWURZ ZANGENFÖRMIG – 498 713 214 461 847

Achryanthes bidentata – SOLOMOBLUTE – 491 264 798 471 264

Capsella bursa pastoris – HIRTENTÄSCHEL – 498 718 319 481 514

Carpesium abrotan oides – ERDKOHL – 514 981 319 479 816

Agave chinensis – AGAVE CHINESISCH – 219 367 891 497 218

Amomum amarum – KARDAMON SCHWARZ – 519 674 898 191 518

Carex macrocephala – SEGGE GROßKÖPFIG – 318 471 219 498 617

Arisaema japonicum – ARONSTAB ZACKIG – 491 216 217 319 218

Coriandrum sativum – SAATKORANDER – 491 478 641 718 419

Corydalis ambigua – HOHLWURZ FAUL – 394 712 498 671 948

Crinum sinensis – HAKENLILIE – 519 891 498 317 581

Cuscuta sp. – HEXENZWIRN – 498 718 941 647 841

Kochia scoparia – BESENKRAUT – 316 497 894 715 841

Alocasia machroriza – ALOKASIYA – 498 719 649 712 894

Artemisia stelleriana vesiculosa – BEIFUß BLASENARTIG – 316 847 219 548 314

Arisaema japonicum – ARONSTAB ZACKIG –
491 216 217 319 218

Caesalpinia sp. C. minax – VOGELSTRAUCH –
194 897 398 549 671

Canarium sp. – KANARIUM – 549 817 219 671 294

Diervilla versicolor (weigela japonica) – WEIGELIEN JAPANISCH
– 549 781 496 719 814

Musci – MOOSGEWÄCHSE – 519 498 497 491 498

Pyrus baccata – BIRNE WILD – 394 785 649 894 718

Symplocos prunifolia – BERGALUMEN – 534 648 497 898 648

Stillingia sebifera – ÖLBAUM – 475 694 381 479 851

Sagus rumphii – SAGO – 319 648 754 858 471

Spinacia oleracea – SPINAT – 249 875 317 894 898

Tussilago farfara – HUFLATTICH – 349 648 739 841 541

Koelreuteria paniculata – SEIFENBAUM – 497 849 649 718 314

Acanthopanax ricinifolium – STACHELKRAFTWURZ ZANGENFÖRMIG – 498 713 214 461 847

Astragalus hoangtchy – WIRBELKRAUT – 518 491 217 516 298

Rhododendron metternichii (R. fortunei) – RHODODENDRON METTERNICH – 316 894 897 898 491

Prunus japonica – KIRSCHE JAPANISCH – 594 314 818 593 841

Nardostachys jatamansi – INDISCHE NARDE –
319 498 671 497 841

Imperata arundinacea – ROHRIMPERATA –
498 064 371 294 491

Lactuca sp. – GARTENSALAT – 318 498 478 647 845

Mandragora – MANDRAGORE – 389 649 718 671 218

Bombax malabaricum – BOMBAX – 319 348 549 671 489

Abrus precatorius – PATERNOSTERERBSE –
894 328 719 818 498

Acanthopanax spinosum – STACHELKRAFTWURZ DORNIG –
234 718 206 514 281

Begonia discolor (B. evansiana) – SCHIEFBLATT –
394 891 519 748 516

Kyllingia monocephala – EINKÖPFIGE KYLLINGIA –
319 648 714 498 841

Acanthopanax spinosum – STACHELKRAFTWURZ DORNIG –
234 718 206 514 281

Agave chinensis – AGAVE CHINESISCH – 219 367 891 497 218

Artemisia apiacea – BEIFUß BIRNENFÖRMIG –
514 317 218 491 516

Amaranthus sp. – AMARANT – 498 712 894 164 719

Digitaria Sanguinalis (caryopteris divaricata) – BLUTHIRSE –
519 317 898 061 798

Boehmeria nivea – CHINESISCHE NESSEL –
491 514 319 854 916

Aspidium falcatum – ILEX-FARN – 364 517 218 474 519

Amomum amarum – KARDAMON SCHWARZ –
519 674 898 191 518

Apium graveolens – SELLERIE – 514 812 318 417 819

Artemisia stelleriana vesiculosa – BEIFUß BLASENARTIG –
316 847 219 548 314

Adenophora, codonopsic, platycodon, wahlenbergia –
GLOCKENBLUME BLAU – 319 647 894 319 847

Albizzia julibrissin – MIMOSE – 489 371 484 514

Lactuca sp. – GARTENSALAT – 318 498 478 647 845

Aceranthus sagittatus – ACERANTHUS PFEILFÖRMIG –
494 871 394 857 498

Akebia quinata – AKEBIE – 348 514 471 189 894

Aster trinervius – ASTER GEDREIT – 849 516 317 854 378

Raphanus sativus – RADISCHEN – 478 691 741 895 498

Amaranthus sp. – AMARANT – 498 712 894 164 719

Prunus armeniaca – APRIKOSE – 498 894 713 518 817

Arisaema japonicum – ARONSTAB ZACKIG –
491 216 217 319 218

Amomum amarum – KARDAMON SCHWARZ –
519 674 898 191 518

Atropa sp. – WOLFSWUT – 394 548 391 749 819

Amomum xanthoides – KARDAMON GELB –
519 248 714 217 491

Anemone cernua – ANEMONE – 513 471 216 891 549

Lactuca denticulata – SCHILDKRÖTESALAT –
319 497 894 647 841

Abrus precatorius – PATERNOSTERERBSE –
894 328 719 818 498

Allium odorum – KNOLLENZWIEBEL – 514 217 298 491 481

Aquilaria agallocha – TINTENFISCH-ALOE –
549 712 814 918 517

Smilax pseudo-china – STECHWINDE PSEUDOCHINESISCH –
319 498 789 649 718

Luffa cylindrica – SCHWAMMKÜRBIS ZYLINDRISCH –
549 647 498 754 191

Hypoxis aurea – ALETRIS – 549 891 649 894 718

Hydropyrum latifolium – REISGRAS – 593 497 894 697 498

Aegle sepiaria – LIMETTE STACHELIG (SCHLANGENEGL) –
218 614 317 812 491

Aster trinervius – ASTER GEDREIT – 849 516 317 854 378

Acanthopanax spinosum – STACHELKRAFTWURZ DORNIG –
234 718 206 514 281

Agave chinensis – AGAVE CHINESISCH – 219 367 891 497 218

Alpinia globosum – GALANGITWURZEL – 219 491 718 491 219

Lagenaria vulgaris – FLASCHENKÜRBIS – 319 648 749 849 314

Acanthopanax ricinifolium – STACHELKRAFTWURZ
ZANGENFÖRMIG – 498 713 214 461 847

Allium odorum – KNOLLENZWIEBEL – 514 217 298 491 481

Acer trifidum – AHORN DREIGETEILT – 594 718 316 748 549

Agave chinensis – AGAVE CHINESISCH – 219 367 891 497 218

Aceranthus sagittatus – ACERANTHUS PFEILFÖRMIG –
494 871 394 857 498

Acorus sp. – MOORKALMUS – 249 718 497 148 216

Achryanthes bidentata – SOLOMOBLÜTE – 491 264 798 471 264

Alocasia machroriza – ALOKASIYA – 498 719 649 712 894

Caesalpinia sp. C. minax – VOGELSTRAUCH –
194 897 398 549 671

Atropa sp. – WOLFSWUT – 394 548 391 749 819

Diospyros kaki – KAKIFRUCHT JAPANISCH –
219 497 854 319 647

Psoralea corylifolia – PSORALEYA – 548 691 781 498 417

Lampsana apogonoides – RAINKOHL – 514 538 714 845 547

Aceranthus sagittatus – ACERANTHUS PFEILFÖRMIG –
494 871 394 857 498

Aglaia odorata – DUFTAGLAYA – 498 317 219 841 264

Allium fistulosum – KNOLLENZWIEBEL – 519 617 891 492 814

Arisaema japonicum – ARONSTAB ZACKIG –
491 216 217 319 218

Amomum amarum – KARDAMON SCHWARZ –
519 674 898 191 518

Anemone cernua – ANEMONE – 513 471 216 891 549

Artemisia apiacea – BEIFUß BIRNENFÖRMIG –
514 317 218 491 516

Amaranthus sp. – AMARANT – 498 712 894 164 719

Argemone mexicana – MOHN STACHELIG –
918 514 319 417 218

Acanthopanax ricinifolium – STACHELKRAFTWURZ
ZANGENFÖRMIG – 498 713 214 461 847

Hydropyrum latifolium – REISGRAS – 593 497 894 697 498

Diospyros kaki – KAKIFRUCHT JAPANISCH–
219 497 854 319 647

Lathyrus maritimus – PLATTERBSE – 549 648 749 741 848

Symplocos prunifolia – BERGALUMEN – 534 648 497 898 648

Spondias amara – SCHLEHPFLAUME – 539 647 895 854 817

Smilax pseudo-china – STECHWINDE PSEUDOCHINESISCH – 319 498 789 649 718

Musci – MOOSGEWÄCHSE – 519 498 497 491 498

Hypoxis aurea – ALETRIS – 549 891 649 894 718

Agave chinensis – AGAVE CHINESISCH – 219 367 891 497 218

Abrus precatorius – PATERNOSTERERBSE – 894 328 719 818 498

Begonia discolor (B. evansiana) – SCHIEFBLATT – 394 891 519 748 516

Caesalpinia sp. C. minax – VOGELSTRAUCH – 194 897 398 549 671

Aegle sepiaria – LIMETTE STACHELIG (SCHLANGENEGL) – 218 614 317 812 491

Capsella bursa pastoris – HIRTENTÄSCHEL – 498 718 319 481 514

Citrus sp. – ZITRONE – 184 596 491 384 561

Lawsonia alba – HENNA WEIß – 481 479 491 851 461

Achillea sibirica – SCHAFGARBE SIBIRISCH – 948 571 394 467 894

Benincasa cerifera – INDISCHER KÜRBIS – 319 548 849 671 498

Torreya nucifera – TORREYE – 513 648 794 851 641

Linum perenne – LEIN MEHRJÄHRIG – 549 478 214 648 714

Nephrodium filix mas – FARNKRAUTMÄNNLEIN –
318 497 851 671 491

Lotus corniculatus – HORNKLEE – 649 718 848 547 319

Macroclinidium verticillatum – MAKROKLINIDIUM –
314 478 641 841 848

Magnolia obovata – HONOKI-MAGNOLIE –
516 718 319 648 714

Bignonia grandiflora – BIGNONIYA – 814 917 219 498 516

Astragalus hoangtchy – WIRBELKRAUT – 518 491 217 516 298

Coriandrum sativum – SAATKORIANDR – 491 478 641 718 419

Leaven – BIERHEFE – 319 518 848 497 481

Aceranthus sagittatus – ACERANTHUS PFEILFÖRMIG –
494 871 394 857 498

Aesculus chinensis – ROßKASTANIE CHINESISCH –
319 847 219 164 891

Aglaia odorata – DUFTAGLAYA – 498 317 219 841 264

Ailanthus glandulosa – GÖTTERBAUM – 548 491 318 479 219

Akebia quinata – AKEBIE – 348 514 471 189 894

Allium scordoprasum – SCHNITTLAUCH – 491 817 894 617 891

Alliaria wasahi – KNOBLAUCHKRÖTE – 318 419 854 671 814

Adenophora, codonopsic, platycodon, wahlenbergia –
GLOCKENBLUME BLAU – 319 647 894 319 847

Carex macrocephala – SEGGE GROßKÖPFIG –
318 471 219 498 617

In dieser Methode 335 angesichts dessen, dass Hefe aus verschiedenen Pflanzen produziert wird, muss man bei der Konzentration auch noch den Zusammenhang zwischen den inneren Pflanzenkomponenten beachten.

Lemna minor – WASSERLINSE – 454 617 549 748 814

Acanthopanax ricinifolium – STACHELKRAFTWURZ ZANGENFÖRMIG – 498 713 214 461 847

Acanthopanax spinosum – STACHELKRAFTWURZ DORNIG – 234 718 206 514 281

Agave chinensis – AGAVE CHINESISCH – 219 367 891 497 218

Arisaema ringens – JAPANISCHER FEUERKOLBEN – 318 491 598 647 895

Aster trinervius – ASTER GEDREIT – 849 516 317 854 378

Amomum amarum – KARDAMON SCHWARZ – 519 674 898 191 518

Cryptotaenia canadensis – KANADISCHE KRYPTOTAENIE – 364 891 789 948 841

Angelica anomala – ENGELWURZ UNTYPISCH – 549 481 217 519 491

Achillea sibirica – SCHAFGARBE SIBIRISCH – 948 571 394 467 894

Atropa sp. – WOLFSWUT – 394 548 391 749 819

Artemisia apiacea – BEIFUß BIRNENFÖRMIG – 514 317 218 491 516

Leonurus macranthus – SCHWERBLÄTTRIGES HERZGESPANN –214 617 849 498 714

Aceranthus sagittatus – ACERANTHUS PFEILFÖRMIG –
494 871 394 857 498

Agave chinensis – AGAVE CHINESISCH – 219 367 891 497 218

Hydropyrum latifolium – REISGRAS – 593 497 894 697 498

Rhus semialata – ESSIGBAUM – 348 749 314 518 617

Malt – MALZ – 314 489 648 715 618

Magnolia hypoleuca – MAGNOLIE HYPOLEUKA –
319 497 841 649 718

Nepeta glechoma – KATZENMINZE – 514 478 671 498 841

Narcissus tazetta – NARZISSE BLÜTENREICH –
518 481 485 671 841

Physalis alkekengi – BLASENKIRSCHE – 589 471 648 751 491

Acorus sp. – MOORKALMUS – 249 718 497 148 216

Allium sativum – KNOBLAUCH – 214 893 518 617 881

Leonurus sibiricus – HERZGESPANN SIBIRISCH –
495 617 491 718 481

Achillea sibirica – SCHAFGARBE SIBIRISCH –
948 571 394 467 894

Aglaia odorata – DUFTAGLAYA – 498 317 219 841 264

Arisaema ringens – JAPANISCHER FEUERKOLBEN –
318 491 598 647 895

Mangifera indica – MANGO – 516 319 318 498 014

Rhamnus chlorophorus – KREUZDORN GRÜN –
549 647 319 895 617

Tussilago farfara – HUFLATTICH – 349 648 739 841 541

Polygonatum officinale – WENIGBLÜTIGER WEIßWURZ –
598 497 319 697 841

Polygonum filiforme – KNÖTERICH FADENARTIG –
549 671 894 712 319

Physalis alkekengi – BLASENKIRSCHE – 589 471 648 751 491

Strychnos nuxvomica – STRYCHNINBEERE –
547 648 894 751 491

Allium sativum – KNOBLAUCH – 214 893 518 617 881

Asarum forbesi – HASELWURZ – 894 316 719 518 516

Lichens – FLECHTE – 148 478 491 649 714

Acanthopanax spinosum – STACHELKRAFTWURZ DORNIG –
234 718 206 514 281

Abrus precatorius – PATERNOSTERERBSE –
894 328 719 818 498

Agave chinensis – AGAVE CHINESISCH – 219 367 891 497 218

Artemisia keiskiana – BEIFUß KEISKIANA (DACHFÖRMIG) –
819 491 518 549 617

Amomum amarum – KARDAMON SCHWARZ –
519 674 898 191 518

Amber – BERNSTEIN – 498 671 894 672 728

Aesculus chinensis – ROßKASTANIE CHINESISCH –
319 847 219 164 891

Akebia quinata – AKEBIE – 348 514 471 189 894

Aglaia odorata – DUFTAGLAYA – 498 317 219 841 264

Allium sativum – KNOBLAUCH – 214 893 518 617 881

Artemisia apiacea – BEIFUß BIRNENFÖRMIG –
514 317 218 491 516

Ligustrum lucidum – HARTRIEGEL – 564 718 498 678 841

Acacia catechu – AKAZIE GEKETTET (PERLSCHNURARTIG) –
294 318 214 016 718

Acer trifidum – AHORN DREIGETEILT – 594 718 316 748 549

Acorus sp. – MOORKALMUS – 249 718 497 148 216

Aglaia odorata – DUFTAGLAYA – 498 317 219 841 264

Allium odorum – KNOLLENZWIEBEL – 514 217 298 491 481

Apium graveolens – SELLERIE – 514 812 318 417 819

Viburnum dilatatum – SCHNEEBALLSTRAUCH
BREITBLÄTTRIG – 394 897 398 641 741

Hydropyrum latifolium – REISGRAS – 593 497 894 697 498

Imperata arundinacea – ROHRIMPERATA –
498 064 371 294 491

Inula chinensis – ALANT CHINESISCH – 519 649 849 718 491

Maesa doraena – MAESA – 318 491 649 718 841

Lilium brownii, L. tigrinum – LILIE – 549 478 318 649 714

Aceranthus sagittatus – ACERANTHUS PFEILFÖRMIG –
494 871 394 857 498

Aglaia odorata – DUFTAGLAYA – 498 317 219 841 264

Akebia quinata – AKEBIE – 348 514 471 189 894

Acanthopanax spinosum – STACHELKRAFTWURZ DORNIG –
234 718 206 514 281

Abutilon indicum – SCHÖNMALVE INDISCH –
219 814 318 512 821

Ranunculus acris – SCHARFER HAHNENFUß –
314 849 875 841 641

Viburnum dilatatum – SCHNEEBALLSTRAUCH

BREITBLÄTTRIG – 394 897 398 641 741

Lilium concolor – GRAUE LILIE –318 491 518 647 841

Acanthopanax ricinifolium – STACHELKRAFTWURZ ZANGENFÖRMIG – 498 713 214 461 847

Aglaia odorata – DUFTAGLAYA – 498 317 219 841 264

Allium odorum – KNOLLENZWIEBEL – 514 217 298 491 481

Acer trifidum – AHORN DREIGETEILT – 594 718 316 748 549

Arisaema japonicum – ARONSTAB ZACKIG –
491 216 217 319 218

Acacia catechu – AKAZIE GEKETTET (PERLSCHNURARTIG) –
294 318 214 016 718

Agave chinensis – AGAVE CHINESISCH – 219 367 891 497 218

Viburnum dilatatum – SCHNEEBALLSTRAUCH BREITBLÄTTRIG – 394 897 398 641 741

Amber – BERNSTEIN – 498 671 894 672 728

Linum usitatissimum – LEIN ECHT –495 478 219 317 214

Prunus armeniaca – APRIKOSE – 498 894 713 518 817

Limnanthemum nymphoides – SEEKANNE –
549 618 714 754 841

Arisaema ringens – JAPANISCHER FEUERKOLBEN –
318 491 598 647 895

Agave chinensis – AGAVE CHINESISCH – 219 367 891 497 218

Aster trinervius – ASTER GEDREIT – 849 516 317 854 378

Amomum amarum – KARDAMON SCHWARZ –
519 674 898 191 518

Adenophora, codonopsic, platycodon, wahlenbergia –
GLOCKENBLUME BLAU – 319 647 894 319 847
Allium sativum – KNOBLAUCH – 214 893 518 617 881
Acanthopanax spinosum – STACHELKRAFTWURZ DORNIG –
234 718 206 514 281
Abrus precatorius – PATERNOSTERERBSE –
894 328 719 818 498

Limnanthemum peltatum – SEEKANNE SCHILDFÖRMIG –
549 691 712 491 841
Pyrola rotundifolia – BIRNKRAUT RUNDBLÄTTRIG –
319 649 748 751 849
Tamarix chinensis – TAMARISKE CHINESISCH –
478 649 564 874 841
Abrus precatorius – PATERNOSTERERBSE –
894 328 719 818 498
Aglaia odorata – DUFTAGLAYA – 498 317 219 841 264
Abutilon indicum – SCHÖNMALVE INDISCH –
219 814 318 512 821
Adenophora, codonopsic, platycodon, wahlenbergia –
GLOCKENBLUME BLAU – 319 647 894 319 847

Lindera glauca – LINDERA BLAUGRAU – 549 648 718 319 481
Imperata arundinacea – ROHRIMPERATA –
498 064 371 294 491
Agave chinensis – AGAVE CHINESISCH – 219 367 891 497 218
Achryanthes bidentata – SOLOMOBLÜTE – 491 264 798 471 264
Aster trinervius – ASTER GEDREIT – 849 516 317 854 378

Acanthopanax ricinifolium – STACHELKRAFTWURZ ZANGENFÖRMIG – 498 713 214 461 847

Acacia catechu – AKAZIE GEKETTET (PERLSCHNURARTIG) – 294 318 214 016 718

Aceranthus sagittatus – ACERANTHUS PFEILFÖRMIG – 494 871 394 857 498

Acanthopanax spinosum – STACHELKRAFTWURZ DORNIG – 234 718 206 514 281

Nyctanthes arbor tristis – TRAUERBAUM – 548 491 718 649 541

Raphanus sativus – RADISCHEN – 478 691 741 895 498

Lindera sericea – WEIHRAUCH-FIEBERSTRAUCH – 319 678 491 895 541

Abrus precatorius – PATERNOSTERERBSE – 894 328 719 818 498

Adenophora, codonopsic, platycodon, wahlenbergia – GLOCKENBLUME BLAU – 319 647 894 319 847

Akebia quinata – AKEBIE – 348 514 471 189 894

Aglaia odorata – DUFTAGLAYA – 498 317 219 841 264

Acer trifidum – AHORN DREIGETEILT – 594 718 316 748 549

Imperata arundinacea – ROHRIMPERATA – 498 064 371 294 491

Achillea sibirica – SCHAFGARBE SIBIRISCH – 948 571 394 467 894

Inula chinensis – ALANT CHINESISCH – 519 649 849 718 491

Astragalus hoangtchy – WIRBELKRAUT – 518 491 217 516 298

Apium graveolens – SELLERIE – 514 812 318 417 819

© Г. П. Грабовой, 1998

Argemone mexicana – MOHN STACHELIG –
918 514 319 417 218

Lindera tzumu – LINDERA TSUMY – 318 471 749 894 518
Achillea sibirica – SCHAFGARBE SIBIRISCH –
948 571 394 467 894
Abrus precatorius – PATERNOSTERERBSE –
894 328 719 818 498
Aceranthus sagittatus – ACERANTHUS PFEILFÖRMIG –
494 871 394 857 498
Acanthopanax spinosum – STACHELKRAFTWURZ DORNIG –
234 718 206 514 281
Acacia catechu – AKAZIE GEKETTET (PERLSCHNURARTIG) –
294 318 214 016 718
Atropa sp. – WOLFSWUT – 394 548 391 749 819
Acanthopanax ricinifolium – STACHELKRAFTWURZ
ZANGENFÖRMIG – 498 713 214 461 847
Achryanthes bidentata – SOLOMOBLÜTE – 491 264 798 471 264
Agave chinensis – AGAVE CHINESISCH – 219 367 891 497 218
Acer trifidum – AHORN DREIGETEILT – 594 718 316 748 549

Linum perenne – LEIN MEHRJÄHRIG – 549 478 214 648 714
Aceranthus sagittatus – ACERANTHUS PFEILFÖRMIG –
494 871 394 857 498
Achillea sibirica – SCHAFGARBE SIBIRISCH –
948 571 394 467 894
Abrus precatorius – PATERNOSTERERBSE –
894 328 719 818 498

Acanthopanax spinosum – STACHELKRAFTWURZ DORNIG –
234 718 206 514 281

Acanthopanax ricinifolium – STACHELKRAFTWURZ
ZANGENFÖRMIG – 498 713 214 461 847

Acacia catechu – AKAZIE GEKETTET (PERLSCHNURARTIG) –
294 318 214 016 718

Aster trinervius – ASTER GEDREIT – 849 516 317 854 378

Rheum officinale – RHABARBER MEDIZINISCH –
519 649 715 648 718

Linum sativum – SAATLEIN – 316 498 598 491 471

Abrus precatorius – PATERNOSTERERBSE –
894 328 719 818 498

Acanthopanax ricinifolium – STACHELKRAFTWURZ
ZANGENFÖRMIG – 498 713 214 461 847

Acanthopanax spinosum – STACHELKRAFTWURZ DORNIG –
234 718 206 514 281

Hibiscus mutabilis – HIBISCUS MUTABEL –
489 641 789 124 781

Mandragora – MANDRAGORE – 389 649 718 671 218

Ixora stricta – IXORA AUFRECHT – 549 648 749 798 549

Myristica moschata – MUSKATNUSS – 314 818 617 849 841

Diospyros kaki – KAKIFRUCHT JAPANISCH –
219 497 854 319 647

Linum usitatissimum – LEIN ECHT – 495 478 219 317 214

Achillea sibirica – SCHAFGARBE SIBIRISCH –
948 571 394 467 894

Aceranthus sagittatus – ACERANTHUS PFEILFÖRMIG –
494 871 394 857 498

Adiantum – FRAUENHAARFARN – 319 498 714 671 891

Agave chinensis – AGAVE CHINESISCH – 219 367 891 497 218

Aglaia odorata – DUFTAGLAYA – 498 317 219 841 264

Allium scordoprasum – SCHNITTLAUCH – 491 817 894 617 891

Amomum medium – KARDAMON MITTEL –
519 487 218 417 514

Punica granatum – GRANATBAUM – 193 648 714 845 648

Liquidambar altingiana – AMBERBAUM – 316 718 849 851 641

Acanthopanax ricinifolium – STACHELKRAFTWURZ
ZANGENFÖRMIG – 498 713 214 461 847

Achillea sibirica – SCHAFGARBE SIBIRISCH –
948 571 394 467 894

Aesculus chinensis – ROßKASTANIE CHINESISCH –
319 847 219 164 891

Artemisia stelleriana vesiculosa – BEIFUß BLASENARTIG –
316 847 219 548 314

Arisaema japonicum – ARONSTAB ZACKIG –
491 216 217 319 218

Allium scordoprasum – SCHNITTLAUCH – 491 817 894 617 891

Algae – SEEALGEN – 498 641 718 491 845

Clausena wampi – CLAUSENA – 481 219 648 549 171

Caryophyllus aromaticus – NELKE – 319 714 894 516 718

Coix lacrima – HIOBSTRÄNE – 198 714 217 842 614

Liquidambar formosana – AMBERBAUM FORMOSANA –
471 649 548 649 718

Anemone cernua – ANEMONE – 513 471 216 891 549

Pyrola rotundifolia – BIRNKRAUT RUNDBLÄTTRIG –
319 649 748 751 849

Funkia subcordata – HERZLILIE – 319 514 819 641 218

Adenophora, codonopsic, platycodon, wahlenbergia –
GLOCKENBLUME BLAU – 319 647 894 319 847

Albizzia julibrissin – MIMOSE – 489 371 484 514

Cocculus – KOKKELSPFLANZE – 519 471 894 712 641

Aglaia odorata – DUFTAGLAYA – 498 317 219 841 264

Capsella bursa pastoris – HIRTENTÄSCHEL –
498 718 319 481 514

Caryophyllus aromaticus – NELKE – 319 714 894 516 718

Conioselinum univittatum – SCHIERLING – 491 478 849 618 918

Psoralea corylifolia – PSORALEYA – 548 691 781 498 417

Aesculus chinensis – ROßKASTANIE CHINESISCH –
319 847 219 164 891

Lithospermum officinale – ECHTER STEINSAME –
319 497 894 641 841

Acanthopanax ricinifolium – STACHELKRAFTWURZ
ZANGENFÖRMIG – 498 713 214 461 847

Achillea sibirica – SCHAFGARBE SIBIRISCH –
948 571 394 467 894

Amomum amarum – KARDAMON SCHWARZ –
519 674 898 191 518

Aceranthus sagittatus – ACERANTHUS PFEILFÖRMIG –
494 871 394 857 498

Aglaia odorata – DUFTAGLAYA – 498 317 219 841 264

Acer trifidum – AHORN DREIGETEILT – 594 718 316 748 549

Pyrola rotundifolia – BIRNKRAUT RUNDBLÄTTRIG –
319 649 748 751 849

Tamarix chinensis – TAMARISKE CHINESISCH –
478 649 564 874 841

Acacia catechu – AKAZIE GEKETTET (PERLSCHNURARTIG) –
294 318 214 016 718

Akebia quinata – AKEBIE – 348 514 471 189 894

Allium odorum – KNOLLENZWIEBEL – 514 217 298 491 481

Artemisia apiacea – BEIFUß BIRNENFÖRMIG –
514 317 218 491 516

Aspidium falcatum – ILEX-FARN – 364 517 218 474 519

Litsea glauca – LIZEYA GARUGRÜN – 549 748 681 678 491

Achillea sibirica – SCHAFGARBE SIBIRISCH –
948 571 394 467 894

Berberis thunbergii –BERBERITZE THUNBERG –
319 471 218 519 641

Acacia catechu – AKAZIE GEKETTET (PERLSCHNURARTIG) –
294 318 214 016 718

Arisaema japonicum – ARONSTAB ZACKIG –
491 216 217 319 218

Apium graveolens – SELLERIE – 514 812 318 417 819

Amomum amarum – KARDAMON SCHWARZ –
519 674 898 191 518

Artemisia keiskiana – BEIFUß KEISKIANA (DACHFÖRMIG) –
819 491 518 549 617

Acanthopanax spinosum – STACHELKRAFTWURZ DORNIG –
234 718 206 514 281

Dolichos umbellatus – HELMBOHNE CHINESISCH –
519 498 317 894 641

Juniperus chinensis – WACHOLDERBEERE CHINESISCH –
318 649 517 849 648

Pyrus baccata – BIRNE WILD – 394 785 649 894 718

Strychnos ignatia – BRECHNUß – 397 548 217 849 249

Lobelia radicans – LOBELIE VERWURZELT –
519 491 648 745 841

Strychnos ignatia – BRECHNUß – 397 548 217 849 249

Prunus mume – BACKPFLAUME – 518 617 314 851 489

Abrus precatorius – PATERNOSTERERBSE –
894 328 719 818 498

Acanthopanax ricinifolium – STACHELKRAFTWURZ
ZANGENFÖRMIG – 498 713 214 461 847

Lonicera japonica – HECKENKIRSCHE JAPANISCH –
549 713 489 648 718

Abutilon indicum – SCHÖNMALVE INDISCH –
219 814 318 512 821

Acer trifidum – AHORN DREIGETEILT – 594 718 316 748 549

Acanthopanax ricinifolium – STACHELKRAFTWURZ ZANGENFÖRMIG – 498 713 214 461 847

Abrus precatorius – PATERNOSTERERBSE – 894 328 719 818 498

Allium sativum – KNOBLAUCH – 214 893 518 617 881

Argemone mexicana – MOHN STACHELIG – 918 514 319 417 218

Artemisia vulgaris – BEIFUß – 648 541 219 364 591

Allium scordoprasum – SCHNITTLAUCH – 491 817 894 617 891

Acanthopanax spinosum – STACHELKRAFTWURZ DORNIG – 234 718 206 514 281

Achillea sibirica – SCHAFGARBE SIBIRISCH – 948 571 394 467 894

Amomum amarum – KARDAMON SCHWARZ – 519 674 898 191 518

Artemisia apiacea – BEIFUß BIRNENFÖRMIG – 514 317 218 491 516

Lophanthus rugosus – OSTASIATISCHER ROESENYSOP – 318 497 648 751 641

Adenophora, codonopsic, platycodon, wahlenbergia – GLOCKENBLUME BLAU – 319 647 894 319 847

Allium odorum – KNOLLENZWIEBEL – 514 217 298 491 481

Acer trifidum – AHORN DREIGETEILT – 594 718 316 748 549

Alliaria wasahi – KNOBLAUCHKRÖTE – 318 419 854 671 814

Agave chinensis – AGAVE CHINESISCH – 219 367 891 497 218

Arctium lappa – KLETTE – 519 471 218 314 217

Benincasa cerifera – INDISCHER KÜRBIS –
319 548 849 671 498

Caesalpinia sp. C. minax – VOGELSTRAUCH –
194 897 398 549 671

Canarium sp. – KANARIUM – 549 817 219 671 294

Pyrus baccata – BIRNE WILD – 394 785 649 894 718

Thermopsis fabacea – TERMOPSIS – 549 697 318 597 491

Lophatherum elatum – LOPHATERIUM ELATUM –
518 497 478 641 841

Allium sativum – KNOBLAUCH – 214 893 518 617 881

Clausena wampi – CLAUSENA – 481 219 648 549 171

Artemisia keiskiana – BEIFUß KEISKIANA (DACHFÖRMIG) –
819 491 518 549 617

Amomum amarum – KARDAMON SCHWARZ –
519 674 898 191 518

Argemone mexicana – MOHN STACHELIG –
918 514 319 417 218

Adenophora, codonopsic, platycodon, wahlenbergia –
GLOCKENBLUME BLAU – 319 647 894 319 847

Alisma plantago – FROSCHKRAUT WEGERICH –
319 478 219 612 814

Achryanthes bidentata – SOLOMOBLÜTE – 491 264 798 471 264

Loranthus sp. – MISTEL – 491 685 749 549 841

Achillea sibirica – SCHAFGARBE SIBIRISCH –
948 571 394 467 894

Acorus sp. – MOORKALMUS – 249 718 497 148 216

© Г. П. Грабовой, 1998

Akebia quinata – AKEBIE – 348 514 471 189 894
Pyrus baccata – BIRNE WILD – 394 785 649 894 718
Oecoeoclades falcata – OCEOKLADUS – 394 851 671 549 841
Lycium chinense – BOCKSDORN CHINESISCH –
548 647 841 678 841
Lysimachia eleutheroides – GELBWEIDERICH –
318 419 618 714 481
Polygonum filiforme – KNÖTERICH FADENARTIG –
549 671 894 712 319
Benincasa cerifera – INDISCHER KÜRBIS –
319 548 849 671 498
Cajanus indicus – TAUBENERBSE – 498 714 549 871 491
Camelia japonica – KAMELIE JAPANISCH –
489 317 498 514 891
Camelia thea – TEESTRAUCH – 549 318 894 174 918
Camphora officinarum (Laurus camphora, Lin. Cinna-momum camphora) – KAMPFERBAUM – 491 548 319 649 716

Lotus corniculatus – HORNKLEE – 649 718 848 547 319
Achillea sibirica – SCHAFGARBE SIBIRISCH –
948 571 394 467 894
Apium graveolens – SELLERIE – 514 812 318 417 819
Allium sativum – KNOBLAUCH – 214 893 518 617 881
Arisaema thunbergii – ARONSTAB TUNBERG –
491 217 984 218 317
Camphora officinarum (Laurus camphora, Lin. Cinna-momum camphora) – KAMPFERBAUM – 491 548 319 649 716

Capsella bursa pastoris – HIRTENTÄSCHEL –
498 718 319 481 514

Brunella vulgaris – BRAUNELLE ECHT – 549 717 894 316 894

Luffa cylindrica – SCHWAMMKÜRBIS ZYLINDRISCH –
549 647 498 754 191

Aceranthus sagittatus – ACERANTHUS PFEILFÖRMIG –
494 871 394 857 498

Acanthopanax ricinifolium – BAUMKRAFTWURZ –
498 713 214 461 847

Agave chinensis – AGAVE CHINESISCH – 219 367 891 497 218

Luisia teres – LUISIE – 549 647 849 718 641

Achillea sibirica – SCHAFGARBE SIBIRISCH –
948 571 394 467 894

Achryanthes bidentata – SOLOMOBLÜTE – 491 264 798 471 264

Aglaia odorata – DUFTAGLAYA – 498 317 219 841 264

Capsella bursa pastoris – HIRTENTÄSCHEL –
498 718 319 481 514

Acacia catechu – AKAZIE GEKETTET (PERLSCHNURARTIG) –
294 318 214 016 718

Aquilaria agallocha – TINTENFISCH-ALOE –
549 712 814 918 517

Begonia discolor (B. evansiana) – SCHIEFBLATT –
394 891 519 748 516

Lychnis – SCHARLACHLICHTNELKE – 549 648 781 498 841

Acanthopanax spinosum – STACHELKRAFTWURZ DORNIG –
234 718 206 514 281

Adenophora, codonopsic, platycodon, wahlenbergia –
GLOCKENBLUME BLAU – 319 647 894 319 847

Agave chinensis – AGAVE CHINESISCH – 219 367 891 497 218

Abutilon indicum – SCHÖNMALVE INDISCH –
219 814 318 512 821

Aglaia odorata – DUFTAGLAYA – 498 317 219 841 264

Acer trifidum – AHORN DREIGETEILT – 594 718 316 748 549

Arisaema japonicum – ARONSTAB ZACKIG –
491 216 217 319 218

Artemisia stelleriana vesiculosa – BEIFUß BLASENARTIG –
316 847 219 548 314

Ipomoea batatas – TRICHTERWINDE BATATE –
514 489 718 618 714

Spondias dulcis – GOLDPFLAUME – 475 847 398 671 219

Sorghum vulgare – KAFFERNKORN – 507 328 429 064 898

Lycium chinense – BOCKSDORN CHINESISCH –
548 647 841 678 841

Acacia catechu – AKAZIE GEKETTET (PERLSCHNURARTIG) –
294 318 214 016 718

Agave chinensis – AGAVE CHINESISCH – 219 367 891 497 218

Asarum forbesi – HASELWURZ – 894 316 719 518 516

Acanthopanax ricinifolium – BAUMKRAFTWURZ –
498 713 214 461 847

Abutilon indicum – SCHÖNMALVE INDISCH –
219 814 318 512 821

Apium graveolens – SELLERIE – 514 812 318 417 819

Achillea sibirica – SCHAFGARBE SIBIRISCH –
948 571 394 467 894

Aceranthus sagittatus – ACERANTHUS PFEILFÖRMIG –
494 871 394 857 498

Anemone cernua – ANEMONE – 513 471 216 891 549

Caesalpinia sp. C. minax – VOGELSTRAUCH –
194 897 398 549 671

Capsella bursa pastoris – HIRTENTÄSCHEL –
498 718 319 481 514

Lycoperdon – STÄUBLING – 319 481 649 719 894

Abrus precatorius – PATERNOSTERERBSE –
894 328 719 818 498

Agave chinensis – AGAVE CHINESISCH – 219 367 891 497 218

Acer trifidum – AHORN DREIGETEILT – 594 718 316 748 549

Adenophora, codonopsic, platycodon, wahlenbergia –
GLOCKENBLUME BLAU – 319 647 894 319 847

Aglaia odorata – DUFTAGLAYA – 498 317 219 841 264

Aconitum sp. – EISENHUT – 949 714 819 471 218

Alisma plantago – FROSCHKRAUT WEGERICH –
319 478 219 612 814

Amomum amarum – KARDAMON SCHWARZ –
519 674 898 191 518

Arisaema japonicum – ARONSTAB ZACKIG –
491 216 217 319 218

Artemisia apiacea – BEIFUß BIRNENFÖRMIG –
514 317 218 491 516

Amber – BERNSTEIN – 498 671 894 672 728

Berberis thunbergii –BERBERITZE THUNBERG –
319 471 218 519 641

Artemisia keiskiana – BEIFUß KEISKIANA (DACHFÖRMIG) –
819 491 518 549 617

Lycopodium sp. – BÄRLAPP – 498 647 841 751 491

Caesalpinia sp. C. minax – VOGELSTRAUCH –
194 897 398 549 671

Achillea sibirica – SCHAFGARBE SIBIRISCH –
948 571 394 467 894

Akebia quinata – AKEBIE – 348 514 471 189 894

Adenophora, codonopsic, platycodon, wahlenbergia –
GLOCKENBLUME BLAU – 319 647 894 319 847

Aglaia odorata – DUFTAGLAYA – 498 317 219 841 264

Lycoris radiata – RITTERSTERN – 549 498 548 641 741

Acacia catechu – AKAZIE GEKETTET (PERLSCHNURARTIG) –
294 318 214 016 718

Aglaia odorata – DUFTAGLAYA – 498 317 219 841 264

Crinum sinensis – HAKENLILIE – 519 891 498 317 581

Allium scordoprasum – SCHNITTLAUCH – 491 817 894 617 891

Artemisia apiacea – BEIFUß BIRNENFÖRMIG –
514 317 218 491 516

Acanthopanax spinosum – STACHELKRAFTWURZ DORNIG –
234 718 206 514 281

Coptis teeta – GOLDFADEN – 219 471 421 681 719

Sedum erythrostictum – MAUERPFEFFER ROT –
374 893 498 671 841

Phaseolus radiatus – STRAHLENBLUMENBOHNE –
514 318 491 671 841

Lysimachia eleutheroides – GELBWEIDERICH –
318 419 618 714 481

Acacia catechu – AKAZIE GEKETTET (PERLSCHNURARTIG) –
294 318 214 016 718

Achryanthes bidentata – SOLOMOBLÜTE – 491 264 798 471 264

Agave chinensis – AGAVE CHINESISCH – 219 367 891 497 218

Artemisia apiacea – BEIFUß BIRNENFÖRMIG –
514 317 218 491 516

Acer trifidum – AHORN DREIGETEILT – 594 718 316 748 549

Abutilon indicum – SCHÖNMALVE INDISCH –
219 814 318 512 821

Aglaia odorata – DUFTAGLAYA – 498 317 219 841 264

Alliaria wasahi – KNOBLAUCHKRÖTE – 318 419 854 671 814

Pyrola rotundifolia – BIRNKRAUT RUNDBLÄTTRIG –
319 649 748 751 849

Nephelium litchi – NEPHELIUM LITSCHI –
319 493 489 748 841

Lycium chinense – BOCKSDORN CHINESISCH –
548 647 841 678 841

Ferns – FARNPFLANZEN – 498 471 849 478 481

Maba ebenos – EBENHOLZBAUM – 349 648 718 745 841

Aceranthus sagittatus – ACERANTHUS PFEILFÖRMIG –
494 871 394 857 498

Abutilon indicum – SCHÖNMALVE INDISCH –
219 814 318 512 821

Aglaia odorata – DUFTAGLAYA – 498 317 219 841 264

Acer trifidum – AHORN DREIGETEILT – 594 718 316 748 549

Alliaria wasahi – KNOBLAUCHKRÖTE – 318 419 854 671 814

Agave chinensis – AGAVE CHINESISCH – 219 367 891 497 218

Artemisia apiacea – BEIFUß BIRNENFÖRMIG –
514 317 218 491 516

Aralia cordata – BERGANGELIKA – 914 817 319 898 514

Blumea balsamifera – KAMPFERBLUMEYA –
319 471 284 598 641

Acacia catechu – AKAZIE GEKETTET (PERLSCHNURARTIG) –
294 318 214 016 718

Artemisia stelleriana vesiculosa – BEIFUß BLASENARTIG –
316 847 219 548 314

Ailanthus glandulosa – GÖTTERBAUM – 548 491 318 479 219

Macroclinidium verticillatum – MAKROKLINIDIUM –
314 478 641 841 848

Abrus precatorius – PATERNOSTERERBSE –
894 328 719 818 498

Agave chinensis – AGAVE CHINESISCH – 219 367 891 497 218

Artemisia stelleriana vesiculosa – BEIFUß BLASENARTIG –
316 847 219 548 314

Acanthopanax spinosum – STACHELKRAFTWURZ DORNIG –
234 718 206 514 281

Maesa doraena – MAESA – 318 491 649 718 841

Acanthopanax ricinifolium – BAUMKRAFTWURZ –
498 713 214 461 847

Achryanthes bidentata – SOLOMOBLÜTE – 491 264 798 471 264

Achillea sibirica – SCHAFGARBE SIBIRISCH –
948 571 394 467 894

Acorus sp. – MOORKALMUS – 249 718 497 148 216

Aceranthus sagittatus – ACERANTHUS PFEILFÖRMIG –
494 871 394 857 498

Aglaia odorata – DUFTAGLAYA – 498 317 219 841 264

Allium fistulosum – ROHRLAUCH – 519 617 891 492 814

Allium odorum – KNOLLENZWIEBEL – 514 217 298 491 481

Magnolia conspicua – MAGNOLIE CONSPICUA –
548 617 318 419 314

Agave chinensis – AGAVE CHINESISCH – 219 367 891 497 218

Cryptotaenia canadensis – KANADISCHE KRYPTOTAENIE –
364 891 789 948 841

Artemisia vulgaris – BEIFUß – 648 541 219 364 591

Smilax pseudo-china – STECHWINDE PSEUDOCHINESISCH –
319 498 789 649 718

Mosla punctata – MOSLA GEPUNKTET – 381 689 497 841 841

Adenophora, codonopsic, platycodon, wahlenbergia –
GLOCKENBLUME BLAU – 319 647 894 319 847

Mucuna capitata – BRENNHÜLSEN – 318 649 793 491 811

Aglaia odorata – DUFTAGLAYA – 498 317 219 841 264

Imperata arundinacea – ROHRIMPERATA –
498 064 371 294 491

Hydropyrum latifolium – REISGRAS – 593 497 894 697 498

Stillingia sebifera – ÖLBAUM – 475 694 381 479 851

Magnolia (Michelia) fuscata – MAGNOLIE BRÄUNLICH –
514 498 497 649 741

Acanthopanax spinosum – STACHELKRAFTWURZ DORNIG –
234 718 206 514 281

Aglaia odorata – DUFTAGLAYA – 498 317 219 841 264

Acer trifidum – AHORN DREIGETEILT – 594 718 316 748 549

Allium sativum – KNOBLAUCH – 214 893 518 617 881

Acacia catechu – AKAZIE GEKETTET (PERLSCHNURARTIG) –
294 318 214 016 718

Cryptotaenia canadensis – KANADISCHE KRYPTOTAENIE –
364 891 789 948 841

Rhus semialata – ESSIGBAUM – 348 749 314 518 617

Symplocos prunifolia – BERGALUMEN – 534 648 497 898 648

Tamarix chinensis – TAMARISKE CHINESISCH –
478 649 564 874 841

Tanarius major – GROßER TANARIUS – 549 749 517 894 548

Vincetoxicum purpurascens – VINCETOXICUM –
549 647 391 848 491

Xanthium strumarium – KROPFKLETTE – 495 647 398 371 841
Zanthoxylum sp. – GELBHOLZ – 394 648 797 849 314
Zizyphus sp. – CHINESISCHE JUJUBE – 317 498 648 749 841

Magnolia hypoleuca – MAGNOLIE HYPOLEUKA –
319 497 841 649 718
Acanthopanax ricinifolium – BAUMKRAFTWURZ –
498 713 214 461 847
Achryanthes bidentata – SOLOMOBLÜTE – 491 264 798 471 264
Agave chinensis – AGAVE CHINESISCH – 219 367 891 497 218
Allium fistulosum – ROHRLAUCH – 519 617 891 492 814
Allium scordoprasum – SCHNITTLAUCH – 491 817 894 617 891
Blumea balsamifera – KAMPFERBLUMEYA –
319 471 284 598 641
Caesalpinia sp. C. minax – VOGELSTRAUCH –
194 897 398 549 671
Dolichos cultratus – HELMBOHNE SCHNEIDENFÖRMIG –
319 648 781 745 489
Sagus rumphii – SAGO – 319 648 754 858 471
Osmunda regalis – KÖNIGSFARN – 314 489 617 814 818
Rhododendron metternichii (R. fortunei) – RHODODENDRON METTERNICH – 316 894 897 898 491

Magnolia obovata – HONOKI-MAGNOLIE –
516 718 319 648 714
Achillea sibirica – SCHAFGARBE SIBIRISCH –
948 571 394 467 894
Aglaia odorata – DUFTAGLAYA – 498 317 219 841 264

Artemisia apiacea – BEIFUß BIRNENFÖRMIG –
514 317 218 491 516

Malt – MALZ – 314 489 648 715 618

Acacia catechu – AKAZIE GEKETTET (PERLSCHNURARTIG) –
294 318 214 016 718

Abrus precatorius – PATERNOSTERERBSE –
894 328 719 818 498

Agave chinensis – AGAVE CHINESISCH – 219 367 891 497 218

Apium graveolens – SELLERIE – 514 812 318 417 819

Aceranthus sagittatus – ACERANTHUS PFEILFÖRMIG –
494 871 394 857 498

Aglaia odorata – DUFTAGLAYA – 498 317 219 841 264

Acer trifidum – AHORN DREIGETEILT – 594 718 316 748 549

Juniperus chinensis – WACHOLDERBEERE CHINESISCH –
318 649 517 849 648

Solanum nigrum – NACHTSCHATTEN SCHWARZ –
594 378 981 218 491

Malva sp. – HASENPAPPEL CHINESISCH –
614 489 713 498 714

Aceranthus sagittatus – ACERANTHUS PFEILFÖRMIG –
494 871 394 857 498

Allium scordoprasum – SCHNITTLAUCH – 491 817 894 617 891

Apium graveolens – SELLERIE – 514 812 318 417 819

Agave chinensis – AGAVE CHINESISCH – 219 367 891 497 218

Acer trifidum – AHORN DREIGETEILT – 594 718 316 748 549

Musa sapientum – BANANE – 319 498 648 719 714

Mushrooms – PILZE – 519 698 794 851 481

Prunus japonica – KIRSCHE JAPANISCH – 594 314 818 593 841

Sagus rumphii – SAGO – 319 648 754 858 471

Zizyphus vulgaris – CHINESISCHE JUJUBE ECHT –
316 718 319 649 748

Mandragora – MANDRAGORE – 389 649 718 671 218

Abutilon indicum – SCHÖNMALVE INDISCH –
219 814 318 512 821

Mangifera indica – MANGO – 516 319 318 498 014

Acanthopanax ricinifolium – BAUMKRAFTWURZ –
498 713 214 461 847

Achillea sibirica – SCHAFGARBE SIBIRISCH –
948 571 394 467 894

Aesculus chinensis – ROßKASTANIE CHINESISCH –
319 847 219 164 891

Artemisia apiacea – BEIFUß BIRNENFÖRMIG –
514 317 218 491 516

Argemone mexicana – MOHN STACHELIG –
918 514 319 417 218

Acacia catechu – AKAZIE GEKETTET (PERLSCHNURARTIG) –
294 318 214 016 718

Allium sativum – KNOBLAUCH – 214 893 518 617 881

Camphora officinarum (Laurus camphora, Lin. Cinna-momum camphora) – KAMPFERBAUM – 491 548 319 649 716

Ficus carica – FIKUS ESSBAR (FEIGE) – 548 498 715 814 816

Lysimachia eleutheroides – GELBWEIDERICH –
318 419 618 714 481

Nandina domestica – ZIMMERHIMMELSBAMBUS –
318 497 314 851 617

Sorghum vulgare – KAFFERNKORN – 507 328 429 064 898

Spondias amara – SCHLEHPFLAUME – 539 647 895 854 817

Spondias dulcis – GOLDPFLAUME – 475 847 398 671 219

Stachys aspera – STACHYS – 497 841 516 849 897

Taraxacum officinalis – LÖWENZAHN – 317 498 647 891 514

Marlea platanifolia – MARLEE PLATANARTIG –
318 419 498 671 894

Aceranthus sagittatus – ACERANTHUS PFEILFÖRMIG –
494 871 394 857 498

Aglaia odorata – DUFTAGLAYA – 498 317 219 841 264

Asarum forbesi – HASELWURZ – 894 316 719 518 516

Acacia catechu – AKAZIE GEKETTET (PERLSCHNURARTIG) –
294 318 214 016 718

Agave chinensis – AGAVE CHINESISCH – 219 367 891 497 218

Marsilia quadrifolia – KLEEFARN – 514 618 718 498 814

Abutilon indicum – SCHÖNMALVE INDISCH –
219 814 318 512 821

Aceranthus sagittatus – ACERANTHUS PFEILFÖRMIG –
494 871 394 857 498

Agave chinensis – AGAVE CHINESISCH – 219 367 891 497 218

Acer trifidum – AHORN DREIGETEILT – 594 718 316 748 549

Acorus sp. – MOORKALMUS – 249 718 497 148 216

Acanthopanax ricinifolium – BAUMKRAFTWURZ –
498 713 214 461 847

Aglaia odorata – DUFTAGLAYA – 498 317 219 841 264

Acanthopanax spinosum – STACHELKRAFTWURZ DORNIG –
234 718 206 514 281

Achillea sibirica – SCHAFGARBE SIBIRISCH –
948 571 394 467 894

Kochia scoparia – BESENKRAUT – 316 497 894 715 841

Matricaria indica – MONDRAUTE – 318 498 714 671 841

Acanthopanax ricinifolium – BAUMKRAFTWURZ –
498 713 214 461 847

Achillea sibirica – SCHAFGARBE SIBIRISCH –
948 571 394 467 894

Aglaia odorata – DUFTAGLAYA – 498 317 219 841 264

Acer trifidum – AHORN DREIGETEILT – 594 718 316 748 549

Acanthopanax spinosum – STACHELKRAFTWURZ DORNIG –
234 718 206 514 281

Alliaria wasahi – KNOBLAUCHKRÖTE – 318 419 854 671 814

Allium sativum – KNOBLAUCH – 214 893 518 617 881

Adiantum – FRAUENHAARFARN – 319 498 714 671 891

Aceranthus sagittatus – ACERANTHUS PFEILFÖRMIG –
494 871 394 857 498

Agave chinensis – AGAVE CHINESISCH – 219 367 891 497 218

Medicago sativa – LUZERNE – 194 671 894 751 318

Acacia catechu – AKAZIE GEKETTET (PERLSCHNURARTIG) –

294 318 214 016 718

Achryanthes bidentata – SOLOMOBLÜTE – 491 264 798 471 264

Acanthopanax ricinifolium – BAUMKRAFTWURZ –
498 713 214 461 847

Achillea sibirica – SCHAFGARBE SIBIRISCH –
948 571 394 467 894

Melia azedarach (M. toosendan) – YASENKA –
314 781 671 498 841

Acer trifidum – AHORN DREIGETEILT – 594 718 316 748 549

Achryanthes bidentata – SOLOMOBLÜTE – 491 264 798 471 264

Agave chinensis – AGAVE CHINESISCH – 219 367 891 497 218

Acanthopanax spinosum – STACHELKRAFTWURZ DORNIG –
234 718 206 514 281

Acanthopanax ricinifolium – BAUMKRAFTWURZ –
498 713 214 461 847

Acacia catechu – AKAZIE GEKETTET (PERLSCHNURARTIG) –
294 318 214 016 718

Aceranthus sagittatus – ACERANTHUS PFEILFÖRMIG –
494 871 394 857 498

Abrus precatorius – PATERNOSTERERBSE –
894 328 719 818 498

Allium sativum – KNOBLAUCH – 214 893 518 617 881

Arisaema japonicum – ARONSTAB ZACKIG –
491 216 217 319 218

Artemisia apiacea – BEIFUß BIRNENFÖRMIG –
514 317 218 491 516

Melilotus arvensis – HONIGKLEE –314 851 641 718 841

Acanthopanax ricinifolium – BAUMKRAFTWURZ –
498 713 214 461 847

Akebia quinata – AKEBIE – 348 514 471 189 894

Acacia catechu – AKAZIE GEKETTET (PERLSCHNURARTIG) –
294 318 214 016 718

Aceranthus sagittatus – ACERANTHUS PFEILFÖRMIG –
494 871 394 857 498

Aglaia odorata – DUFTAGLAYA – 498 317 219 841 264

Acanthopanax spinosum – STACHELKRAFTWURZ DORNIG –
234 718 206 514 281

Kyllingia monocephala – EINKÖPFIGE KYLLINGIA –
319 648 714 498 841

Caesalpinia sp. C. minax – VOGELSTRAUCH –
194 897 398 549 671

Camphora officinarum (Laurus camphora, Lin. Cinna-momum camphora) – KAMPFERBAUM – 491 548 319 649 716

Cassia mimosoides – WESTGEWÜRZRINDE –
594 318 497 584 547

Mentha arvensis – ACKERMINZE – 314 618 718 518 411

Acanthopanax spinosum – STACHELKRAFTWURZ DORNIG –
234 718 206 514 281

Daphne genkwa – WILDER PFEFFERSTRAUCH –
591 498 714 461 819

Cyperus sp. – ZYPERGRAS – 214 498 719 491 819

Aceranthus sagittatus – ACERANTHUS PFEILFÖRMIG –
494 871 394 857 498

Amaranthus sp. – AMARANT – 498 712 894 164 719

Melia azedarach (M. toosendan) – YASENKA –
314 781 671 498 841

Kerria japonica – JAPANISCHE KERRIE – 519 617 498 897 491

Artemisia apiacea – BEIFUß BIRNENFÖRMIG –
514 317 218 491 516

Achryanthes bidentata – SOLOMOBLÜTE – 491 264 798 471 264

Cycas revoluta – SAGOBAUM – 948 819 497 847 898

Prunus persica – PFIRSICH – 498 471 318 649 517

Tamarix chinensis – TAMARISKE CHINESISCH –
478 649 564 874 841

Tricomanes japonicum – JAPANISCHER FARN –
681 378 549 845 917

Menyanthes trifoliata – BITTERKLEE – 314 891 548 678 217

Acacia catechu – AKAZIE GEKETTET (PERLSCHNURARTIG) –
294 318 214 016 718

Aster trinervius – ASTER GEDREIT – 849 516 317 854 378

Apium graveolens – SELLERIE – 514 812 318 417 819

Allium odorum – KNOLLENZWIEBEL – 514 217 298 491 481

Acanthopanax ricinifolium – BAUMKRAFTWURZ –
498 713 214 461 847

Achryanthes bidentata – SOLOMOBLÜTE – 491 264 798 471 264

Arisaema japonicum – ARONSTAB ZACKIG –
491 216 217 319 218

Artocarpus integerifolia – BROTBAUM – 513 849 316 718 516

Capsella bursa pastoris – HIRTENTÄSCHEL –
498 718 319 481 514

Ranunculus scleratus – GIFT-HAHNENFUß –
314 895 647 891 497

Sagus rumphii – SAGO – 319 648 754 858 471

Serissa foetida – JUNISCHNEE – 369 718 384 361 849

Sesamum indicum – SESAM – 543 648 394 387 491

Spondias amara – SCHLEHPFLAUME – 539 647 895 854 817

Symplocos prunifolia – BERGALUMEN – 534 648 497 898 648

Hibiscus mutabilis – HIBISCUS MUTABEL –
489 641 789 124 781

Mercurialis leiocarpa – BINGELKRAUT – 319 845 718 671 491

Acanthopanax ricinifolium – BAUMKRAFTWURZ –
498 713 214 461 847

Achillea sibirica – SCHAFGARBE SIBIRISCH –
948 571 394 467 894

Abrus precatorius – PATERNOSTERERBSE –
894 328 719 818 498

Aceranthus sagittatus – ACERANTHUS PFEILFÖRMIG –
494 871 394 857 498

Arisaema japonicum – ARONSTAB ZACKIG –
491 216 217 319 218

Ipomoea batatas – TRICHTERWINDE BATATE –
514 489 718 618 714

Jatropha janipha – BRECHNUSS – 549 497 894 649 748

Lycium chinense – BOCKSDORN CHINESISCH –
548 647 841 678 841

Myriophyllum – TAUSENDBLATT – 549 848 318 649 718

Populus alba – SILBERPAPPEL – 549 317 849 649 781

Phaseolus radiatus – STRAHLENBLUMENBOHNE –
514 318 491 671 841

Aster trinervius – ASTER GEDREIT – 849 516 317 854 378

Arisaema ringens – JAPANISCHER FEUERKOLBEN –
318 491 598 647 895

Metaplexis stauntonii – METAPLEXIS – 471 498 671 894 491

Abutilon indicum – SCHÖNMALVE INDISCH –
219 814 318 512 821

Achryanthes bidentata – SOLOMOBLÜTE – 491 264 798 471 264

Adenophora, codonopsic, platycodon, wahlenbergia –
GLOCKENBLUME BLAU – 319 647 894 319 847

Achillea sibirica – SCHAFGARBE SIBIRISCH –
948 571 394 467 894

Asparagus lucidus – SPAGEL HELL – 317 498 518 491 219

Acanthopanax spinosum – STACHELKRAFTWURZ DORNIG –
234 718 206 514 281

Michelia champaca – CHAMPAKA MICHELIA –
549 478 851 649 718

Acanthopanax ricinifolium – BAUMKRAFTWURZ –
498 713 214 461 847

Acer trifidum – AHORN DREIGETEILT – 594 718 316 748 549

Abrus precatorius – PATERNOSTERERBSE –
894 328 719 818 498

Achryanthes bidentata – SOLOMOBLÜTE – 491 264 798 471 264

Acanthopanax spinosum – STACHELKRAFTWURZ DORNIG –
234 718 206 514 281

Achillea sibirica – SCHAFGARBE SIBIRISCH –
948 571 394 467 894

Coix lacrima – HIOBSTRÄNE – 198 714 217 842 614

Caesalpinia sp. C. minax – VOGELSTRAUCH –
194 897 398 549 671

Digitalis sp. – FINGERHUT – 891 498 719 647 891

Pyrus baccata – BIRNE WILD – 394 785 649 894 718

Viburnum dilatatum – SCHNEEBALLSTRAUCH
BREITBLÄTTRIG – 394 897 398 641 741

Polygonum japonicum – KNÖTERICH JAPANISCH –
318 496 368 741 845

Mirabilis jalapa – WUNDERBLUME – 498 471 649 718 148

Aceranthus sagittatus – ACERANTHUS PFEILFÖRMIG –
494 871 394 857 498

Aglaia odorata – DUFTAGLAYA – 498 317 219 841 264

Acer trifidum – AHORN DREIGETEILT – 594 718 316 748 549

Agave chinensis – AGAVE CHINESISCH – 219 367 891 497 218

Prunus japonica – KIRSCHE JAPANISCH – 594 314 818 593 841

Oecoeoclades falcata – OCEOKLADUS – 394 851 671 549 841

Kyllingia monocephala – EINKÖPFIGE KYLLINGIA –
319 648 714 498 841

Lactuca sp. – GARTENSALAT – 318 498 478 647 845

Linum usitatissimum – LEIN ECHT – 495 478 219 317 214

Lysimachia eleutheroides – GELBWEIDERICH –
318 419 618 714 481

Spondias dulcis – GOLDPFLAUME – 475 847 398 671 219

Stachys aspera – STACHYS – 497 841 516 849 897

Momordica charantia – BITTERGURKE – 491 481 497 481 016
Abutilon indicum – SCHÖNMALVE INDISCH –
219 814 318 512 821
Aceranthus sagittatus – ACERANTHUS PFEILFÖRMIG –
494 871 394 857 498
Acanthopanax ricinifolium – BAUMKRAFTWURZ –
498 713 214 461 847
Achryanthes bidentata – SOLOMOBLÜTE – 491 264 798 471 264
Acer trifidum – AHORN DREIGETEILT – 594 718 316 748 549
Acanthopanax spinosum – STACHELKRAFTWURZ DORNIG –
234 718 206 514 281
Akebia quinata – AKEBIE – 348 514 471 189 894
Allium scordoprasum – SCHNITTLAUCH – 491 817 894 617 891
Apium graveolens – SELLERIE – 514 812 318 417 819
Begonia discolor (B. evansiana) – SCHIEFBLATT –
394 891 519 748 516

Momordica cochinchinensis – BITTERGURKE SÜDCHINESISCH
– 318 698 714 498 618
Acanthopanax ricinifolium – BAUMKRAFTWURZ –
498 713 214 461 847
Achillea sibirica – SCHAFGARBE SIBIRISCH –
948 571 394 467 894
Aglaia odorata – DUFTAGLAYA – 498 317 219 841 264
Acer trifidum – AHORN DREIGETEILT – 594 718 316 748 549
Allium odorum – KNOLLENZWIEBEL – 514 217 298 491 481

Acacia catechu – AKAZIE GEKETTET (PERLSCHNURARTIG) –
294 318 214 016 718

Artemisia apiacea – BEIFUß BIRNENFÖRMIG –
514 317 218 491 516

Arisaema japonicum – ARONSTAB ZACKIG –
491 216 217 319 218

Argemone mexicana – MOHN STACHELIG –
918 514 319 417 218

Actinidia sp. – AKTINIDIE – 218 491 318 647 849

Artemisia stelleriana vesiculosa – BEIFUß BLASENARTIG –
316 847 219 548 314

Bletia hyacinthina – BERGORCHIDEE – 478 416 318 498 714

Monochoria vaginalis – MONOCHORIYA – 471 648 549 841 518

Aceranthus sagittatus – ACERANTHUS PFEILFÖRMIG –
494 871 394 857 498

Acorus sp. – MOORKALMUS – 249 718 497 148 216

Agave chinensis – AGAVE CHINESISCH – 219 367 891 497 218

Acer trifidum – AHORN DREIGETEILT – 594 718 316 748 549

Aglaia odorata – DUFTAGLAYA – 498 317 219 841 264

Ailanthus glandulosa – GÖTTERBAUM – 548 491 318 479 219

Amomum medium – KARDAMON MITTEL –
519 487 218 417 514

Aquilaria agallocha – TINTENFISCH-ALOE –
549 712 814 918 517

Argemone mexicana – MOHN STACHELIG –
918 514 319 417 218

Artemisia capillaris – CHINESISCHES MOXAKRAUT –
684 318 514 971 894

Morus alba – MAULBEERBAUM WEIß – 319 478 397 618 814
Acacia catechu – AKAZIE GEKETTET (PERLSCHNURARTIG) –
294 318 214 016 718
Achillea sibirica – SCHAFGARBE SIBIRISCH –
948 571 394 467 894

Acanthopanax ricinifolium – BAUMKRAFTWURZ –
498 713 214 461 847
Adiantum – FRAUENHAARFARN – 319 498 714 671 891
Aegle sepiaria – LIMETTE STACHELIG (SCHLANGENEGL) –
218 614 317 812 491
Asarum forbesi – HASELWURZ – 894 316 719 518 516
Blumea balsamifera – KAMPFERBLUMEYA –
319 471 284 598 641
Acanthopanax spinosum – STACHELKRAFTWURZ DORNIG –
234 718 206 514 281
Alocasia machroriza – ALOKASIYA – 498 719 649 712 894
Lilium brownii, L. tigrinum – LILIE – 549 478 318 649 714
Pyrus baccata – BIRNE WILD – 394 785 649 894 718
Vitex cannabifolia – MÖNCHSPFEFFER – 749 648 731 894 741
Symplocos prunifolia – BERGALUMEN – 534 648 497 898 648
Stillingia sebifera – ÖLBAUM – 475 694 381 479 851
Spondias amara – SCHLEHPFLAUME – 539 647 895 854 817

Mosla grosseserrata – MOSLA SÄGENZAHNARTIG GROß –
549 618 713 814 718

Acacia catechu – AKAZIE GEKETTET (PERLSCHNURARTIG) –
294 318 214 016 718

Adiantum – FRAUENHAARFARN – 319 498 714 671 891

Asarum forbesi – HASELWURZ – 894 316 719 518 516

Agave chinensis – AGAVE CHINESISCH – 219 367 891 497 218

Aegle sepiaria – LIMETTE STACHELIG (SCHLANGENEGL) –
218 614 317 812 491

Allium odorum – KNOLLENZWIEBEL – 514 217 298 491 481

Adenophora, codonopsic, platycodon, wahlenbergia –
GLOCKENBLUME BLAU – 319 647 894 319 847

Arisaema japonicum – ARONSTAB ZACKIG –
491 216 217 319 218

Achillea sibirica – SCHAFGARBE SIBIRISCH –
948 571 394 467 894

Vitis flexuosa – GEWUNDENE WEINREBE –
648 749 519 649 841

Mandragora – MANDRAGORE – 389 649 718 671 218

Rhamnus chlorophorus – KREUZDORN GRÜN –
549 647 319 895 617

Mosla punctata – MOSLA GEPUNKTET – 381 689 497 841 841

Acanthopanax spinosum – STACHELKRAFTWURZ DORNIG –
234 718 206 514 281

Achryanthes bidentata – SOLOMOBLÜTE – 491 264 798 471 264

Adenophora, codonopsic, platycodon, wahlenbergia –
GLOCKENBLUME BLAU – 319 647 894 319 847

Bletia hyacinthina – BERGORCHIDEE – 478 416 318 498 714

Blumea balsamifera – KAMPFERBLUMEYA –
319 471 284 598 641

Caesalpinia sp. C. minax – VOGELSTRAUCH –
194 897 398 549 671

Dolichos lablab – LABLAB-HELMBOHNE –
549 478 489 218 471

Taraxacum officinalis – LÖWENZAHN– 317 498 647 891 514

Tussilago farfara – HUFLATTICH – 349 648 739 841 541

Vitis corniculata – WEINTRAUBEN GEHÖRNT –
549 648 749 698 741

Vitis vinifera – ECHTE WEINREBE – 478 648 731 318 491

Wistaria chinensis – BLAUREGEN – 549 648 731 848 491

Zizyphus sp. – CHINESISCHE JUJUBE – 317 498 648 749 841

Mucuna capitata – BRENNHÜLSEN – 318 649 793 491 811

Hypericum chinense – GOLDRUTENKRAUT CHINESISCH –
519 497 485 648 741

Achillea sibirica – SCHAFGARBE SIBIRISCH –
948 571 394 467 894

Acanthopanax spinosum – STACHELKRAFTWURZ DORNIG –
234 718 206 514 281

Acanthopanax ricinifolium – BAUMKRAFTWURZ –
498 713 214 461 847

Abrus precatorius – PATERNOSTERERBSE –
894 328 719 818 498

Acer trifidum – AHORN DREIGETEILT – 594 718 316 748 549

Hydropyrum latifolium – REISGRAS – 593 497 894 697 498

Punica granatum – GRANATBAUM – 193 648 714 845 648

Nephelium litchi – NEPHELIUM LITSCHI –
319 493 489 748 841

Ipomoea batatas – TRICHTERWINDE BATATE –
514 489 718 618 714

Cupressus – ZYPRESSE – 948 714 818 918 947

Croton tiglium – KREBSBLUME – 514 916 817 898 418

Musa sapientum – BANANE – 319 498 648 719 714

Acer trifidum – AHORN DREIGETEILT – 594 718 316 748 549

Akebia quinata – AKEBIE – 348 514 471 189 894

Agave chinensis – AGAVE CHINESISCH – 219 367 891 497 218

Artemisia apiacea – BEIFUß BIRNENFÖRMIG –
514 317 218 491 516

Acacia catechu – AKAZIE GEKETTET (PERLSCHNURARTIG) –
294 318 214 016 718

Alisma plantago – FROSCHKRAUT WEGERICH –
319 478 219 612 814

Atropa sp. – WOLFSWUT – 394 548 391 749 819

Populus balsamifera – BALSAMPAPPEL – 314 818 617 498 841

Areca catechu – KATECHU-PALME – 314 813 219 479 816

Musci – MOOSGEWÄCHSE – 519 498 497 491 498

Abrus precatorius – PATERNOSTERERBSE –
894 328 719 818 498

Aglaia odorata – DUFTAGLAYA – 498 317 219 841 264

Aceranthus sagittatus – ACERANTHUS PFEILFÖRMIG –
494 871 394 857 498

Ailanthus glandulosa – GÖTTERBAUM – 548 491 318 479 219

Alliaria wasahi – KNOBLAUCHKRÖTE – 318 419 854 671 814

Raphanus sativus – RADISCHEN – 478 691 741 895 498

Prunus armeniaca – APRIKOSE – 498 894 713 518 817

Phaseolus radiatus – STRAHLENBLUMENBOHNE –
514 318 491 671 841

Pedicularis resupinata – LÄUSEKRAUT – 314 895 478 649 741

Mucuna capitata – BRENNHÜLSEN – 318 649 793 491 811

Liquidambar altingiana – AMBERBAUM – 316 718 849 851 641

Ipomoea batatas – TRICHTERWINDE BATATE –
514 489 718 618 714

Hypoxis aurea – ALETRIS – 549 891 649 894 718

Hypericum chinense – GOLDRUTENKRAUT CHINESISCH –
519 497 485 648 741

Hyoscyamus niger – BILSENKRAUT SCHWARZ –
519 498 649 781 319

Hibiscus mutabilis – HIBISCUS MUTABEL –
489 641 789 124 781

Mushrooms – PILZE – 519 698 794 851 481

Ranunculus sp. – BUTTERBLUME – 594 319 848 719 016

Caesalpinia sp. C. minax – VOGELSTRAUCH –
194 897 398 549 671

Viburnum dilatatum – SCHNEEBALLSTRAUCH
BREITBLÄTTRIG – 394 897 398 641 741

Mylitta lapidescens – MILITTHA STEINARTIG –
514 489 618 497 814

Acacia catechu – AKAZIE GEKETTET (PERLSCHNURARTIG) –
294 318 214 016 718

Agave chinensis – AGAVE CHINESISCH – 219 367 891 497 218

Aceranthus sagittatus – ACERANTHUS PFEILFÖRMIG –
494 871 394 857 498

Acer trifidum – AHORN DREIGETEILT – 594 718 316 748 549

Acorus sp. – MOORKALMUS – 249 718 497 148 216

Akebia quinata – AKEBIE – 348 514 471 189 894

Arisaema japonicum – ARONSTAB ZACKIG –
491 216 217 319 218

Allium sativum – KNOBLAUCH – 214 893 518 617 881

Juniperus chinensis – WACHOLDERBEERE CHINESISCH –
318 649 517 849 648

Kaempferia pundurata – GEWÜRZLILIE – 318 498 714 649 718

Sagina maxima – MASTKRAUT – 498 471 319 854 874

Artemisia capillaris – CHINESISCHES MOXAKRAUT –
684 318 514 971 894

Myrica rubra – MYRIKA – 514 489 618 714 481

Achillea sibirica – SCHAFGARBE SIBIRISCH –
948 571 394 467 894

Artemisia vulgaris – BEIFUß – 648 541 219 364 591

Acer trifidum – AHORN DREIGETEILT – 594 718 316 748 549

Sophora japonica – SOPHORE JAPANISCH –
397 648 545 817 491

Juniperus chinensis – WACHOLDERBEERE CHINESISCH –
318 649 517 849 648

Kochia scoparia – BESENKRAUT – 316 497 894 715 841

Musci – MOOSGEWÄCHSE – 519 498 497 491 498

Ailanthus glandulosa – GÖTTERBAUM – 548 491 318 479 219

Cryptotaenia canadensis – KANADISCHE KRYPTOTAENIE –
364 891 789 948 841

Myriogyne minuta – ZWERGMYRIOGINE –
519 648 713 849 818

Acacia catechu – AKAZIE GEKETTET (PERLSCHNURARTIG) –
294 318 214 016 718

Aglaia odorata – DUFTAGLAYA – 498 317 219 841 264

Achillea sibirica – SCHAFGARBE SIBIRISCH –
948 571 394 467 894

Acer trifidum – AHORN DREIGETEILT – 594 718 316 748 549

Cuscuta sp. – HEXENZWIRN – 498 718 941 647 841

Acanthopanax spinosum – STACHELKRAFTWURZ DORNIG –
234 718 206 514 281

Allium sativum – KNOBLAUCH – 214 893 518 617 881

Myriophyllum – TAUSENDBLATT – 549 848 318 649 718

Amomum amarum – KARDAMON SCHWARZ –
519 674 898 191 518

Atropa sp. – WOLFSWUT – 394 548 391 749 819

Arisaema japonicum – ARONSTAB ZACKIG –
491 216 217 319 218

Myristica moschata – MUSKATNUSS – 314 818 617 849 841

Allium odorum – KNOLLENZWIEBEL – 514 217 298 491 481

Capsella bursa pastoris – HIRTENTÄSCHEL –
498 718 319 481 514

Pyrola rotundifolia – BIRNKRAUT RUNDBLÄTTRIG –
319 649 748 751 849

Arisaema thunbergii – ARONSTAB TUNBERG –
491 217 984 218 317

Aster trinervius – ASTER GEDREIT – 849 516 317 854 378

Angelica decursiva – CHINESISCHER HAARSTRANG –
519 364 819 574 981

Anemone cernua – ANEMONE – 513 471 216 891 549

Alpinia globosum – GALANGITWURZEL – 219 491 718 491 219

Alisma plantago – FROSCHKRAUT WEGERICH –
319 478 219 612 814

Allium ascalonicum – SCHALOTTE – 498 371 491 864 217

Viburnum dilatatum – SCHNEEBALLSTRAUCH
BREITBLÄTTRIG – 394 897 398 641 741

Nandina domestica – ZIMMERHIMMELSBAMBUS –
318 497 314 851 617

Achillea sibirica – SCHAFGARBE SIBIRISCH –
948 571 394 467 894

Chenopodium album – GÄNSEFUß – 416 489 518 748 541

Arisaema japonicum – ARONSTAB ZACKIG –
491 216 217 319 218

Coix lacrima – HIOBSTRÄNE – 198 714 217 842 614

Argemone mexicana – MOHN STACHELIG –
918 514 319 417 218
Crinum sinensis – HAKENLILIE – 519 891 498 317 581
Aster trinervius – ASTER GEDREIT – 849 516 317 854 378
Arisaema thunbergii – ARONSTAB TUNBERG –
491 217 984 218 317
Calamus draco – INDISCHER DRAKONKALMUS –
518 491 614 519 781
Conocephalus konyak – CONCEPHALUS KONYAK –
514 318 471 849 814

Hibiscus mutabilis – HIBISCUS MUTABEL –
489 641 789 124 781
Vincetoxicum purpurascens – VINCETOXICUM –
549 647 391 848 491

Narcissus tazetta – NARZISSE BLÜTENREICH –
518 481 485 671 841
Achillea sibirica – SCHAFGARBE SIBIRISCH –
948 571 394 467 894
Achryanthes bidentata – SOLOMOBLÜTE – 491 264 798 471 264
Acorus sp. – MOORKALMUS – 249 718 497 148 216

Nardostachys jatamansi – INDISCHE NARDE –
319 498 671 497 841
Acanthopanax spinosum – STACHELKRAFTWURZ DORNIG –
234 718 206 514 281
Cnicus japonicus – JAPANISCHE DISTEL – 218 471 849 216 218

Pterocarya stenoptera – FLÜGELNUSS – 495 674 891 854 871

Conocephalus konyak – CONCEPHALUS KONYAK –
514 318 471 849 814

Acorus sp. – MOORKALMUS – 249 718 497 148 216

Abutilon indicum – SCHÖNMALVE INDISCH –
219 814 318 512 821

Abrus precatorius – PATERNOSTERERBSE –
894 328 719 818 498

Aglaia odorata – DUFTAGLAYA – 498 317 219 841 264

Boehmeria nivea – CHINESISCHE NESSEL –
491 514 319 854 916

Boswellia – WEIHRAUCH – 491 487 519 649 517

Cajanus indicus – TAUBENERBSE – 498 714 549 871 491

Brunella vulgaris – BRAUNELLE ECHT – 549 717 894 316 894

Capsella bursa pastoris – HIRTENTÄSCHEL –
498 718 319 481 514

Cercis chinensis – KÜCHENBAUM – 491 318 549 671 894

Chavica betel – BETEL – 318 471 219 648 517

Nelumbium speciosum – INDISCHE LOTOSBLUME –
518 496 714 789 548

Acanthopanax spinosum – STACHELKRAFTWURZ DORNIG –
234 718 206 514 281

Abrus precatorius – PATERNOSTERERBSE –
894 328 719 818 498

Aglaia odorata – DUFTAGLAYA – 498 317 219 841 264

Aceranthus sagittatus – ACERANTHUS PFEILFÖRMIG –
494 871 394 857 498

Agave chinensis – AGAVE CHINESISCH – 219 367 891 497 218
Acer trifidum – AHORN DREIGETEILT – 594 718 316 748 549
Akebia quinata – AKEBIE – 348 514 471 189 894
Pyrola rotundifolia – BIRNKRAUT RUNDBLÄTTRIG –
319 649 748 751 849
Psoralea corylifolia – PSORALEYA – 548 691 781 498 417
Pycnostelma chinensis – PIKNOSTELMA CHINESISCH –
649 784 549 671 845
Prunus japonica – KIRSCHE JAPANISCH – 594 314 818 593 841
Amomum medium – KARDAMON MITTEL –
519 487 218 417 514

Nepeta glechoma – KATZENMINZE – 514 478 671 498 841
Acacia catechu – AKAZIE GEKETTET (PERLSCHNURARTIG) –
294 318 214 016 718
Agave chinensis – AGAVE CHINESISCH – 219 367 891 497 218
Artemisia apiacea – BEIFUß BIRNENFÖRMIG –
514 317 218 491 516
Acer trifidum – AHORN DREIGETEILT – 594 718 316 748 549
Akebia quinata – AKEBIE – 348 514 471 189 894

Nephelium litchi – NEPHELIUM LITSCHI –
319 493 489 748 841
Abutilon indicum – SCHÖNMALVE INDISCH –
219 814 318 512 821
Aglaia odorata – DUFTAGLAYA – 498 317 219 841 264
Aceranthus sagittatus – ACERANTHUS PFEILFÖRMIG –
494 871 394 857 498

Pyrus baccata – BIRNE WILD – 394 785 649 894 718

Acer trifidum – AHORN DREIGETEILT – 594 718 316 748 549

Conioselinum univittatum – SCHIERLING – 491 478 849 618 918

Achillea sibirica – SCHAFGARBE SIBIRISCH –
948 571 394 467 894

Ferns – FARNPFLANZEN – 498 471 849 478 481

Kerria japonica – JAPANISCHE KERRIE – 519 617 498 897 491

Aralia cordata – BERGANGELIKA – 914 817 319 898 514

Angelica decursiva – CHINESISCHER HAARSTRANG –
519 364 819 574 981

Luffa cylindrica – SCHWAMMKÜRBIS ZYLINDRISCH –
549 647 498 754 191

Nephelium longana – NEPHELIUM LONGAN-BAUM –
498 497 851 649 848

Acacia catechu – AKAZIE GEKETTET (PERLSCHNURARTIG) –
294 318 214 016 718

Alliaria wasahi – KNOBLAUCHKRÖTE – 318 419 854 671 814

Agave chinensis – AGAVE CHINESISCH – 219 367 891 497 218

Amygdalus communis – SÜßMANDEL – 498 713 519 481 214

Angelica anomala – ENGELWURZ UNTYPISCH –
549 481 217 519 491

Arisaema ringens – JAPANISCHER FEUERKOLBEN –
318 491 598 647 895

Arisaema japonicum – ARONSTAB ZACKIG –
491 216 217 319 218

Amber – BERNSTEIN – 498 671 894 672 728

Caesalpinia sp. C. minax – VOGELSTRAUCH –
194 897 398 549 671

Capsella bursa pastoris – HIRTENTÄSCHEL –
498 718 319 481 514

Thermopsis fabacea – TERMOPSIS – 549 697 318 597 491

Nephelium sp. – NEPHELIUM – 514 498 318 618 714

Acacia catechu – AKAZIE GEKETTET (PERLSCHNURARTIG) –
294 318 214 016 718

Akebia quinata – AKEBIE – 348 514 471 189 894

Achillea sibirica – SCHAFGARBE SIBIRISCH –
948 571 394 467 894

Arisaema japonicum – ARONSTAB ZACKIG –
491 216 217 319 218

Artemisia apiacea – BEIFUß BIRNENFÖRMIG –
514 317 218 491 516

Achryanthes bidentata – SOLOMOBLÜTE – 491 264 798 471 264

Acanthopanax spinosum – STACHELKRAFTWURZ DORNIG –
234 718 206 514 281

Aglaia odorata – DUFTAGLAYA – 498 317 219 841 264

Alocasia machroriza – ALOKASIYA – 498 719 649 712 894

Amomum amarum – KARDAMON SCHWARZ –
519 674 898 191 518

Psoralea corylifolia – PSORALEYA – 548 691 781 498 417

Nephrodium filix mas – FARNKRAUTMÄNNLEIN –
318 497 851 671 491

Hydropyrum latifolium – REISGRAS – 593 497 894 697 498

Amomum medium – KARDAMON MITTEL –

519 487 218 417 514

Aceranthus sagittatus – ACERANTHUS PFEILFÖRMIG –

494 871 394 857 498

Apium graveolens – SELLERIE – 514 812 318 417 819

Achryanthes bidentata – SOLOMOBLÜTE – 491 264 798 471 264

Abrus precatorius – PATERNOSTERERBSE –

894 328 719 818 498

Croton tiglium – KREBSBLUME – 514 916 817 898 418

Cupressus – ZYPRESSE – 948 714 818 918 947

Hibiscus rosasinensis – HIBISCUS "CHINESISDCHE ROSE" –

319 481 489 317 481

Aegle sepiaria – LIMETTE STACHELIG (SCHLANGENEGL) –

218 614 317 812 491

Jatropha janipha – BRECHNUSS – 549 497 894 649 748

Digitalis sp. – FINGERHIT – 891 498 719 647 891

Nothosmyrnium japonicum – NOTOSMIRNUM JAPANISCH –

549 498 719 671 851

Abutilon indicum – SCHÖNMALVE INDISCH –

219 814 318 512 821

Aglaia odorata – DUFTAGLAYA – 498 317 219 841 264

Selinum monnieri – SILGE – 548 641 719 612 417

Rhus semialata – ESSIGBAUM – 348 749 314 518 617

Sagus rumphii – SAGO – 319 648 754 858 471

Psoralea corylifolia – PSORALEYA – 548 691 781 498 417

Quisqualis indica – KISKALIS INDISCH – 531 498 749 894 817

Imperata arundinacea – ROHRIMPERATA –
498 064 371 294 491

Inula chinensis – ALANT CHINESISCH – 519 649 849 718 491

Iris ensata – IRIS SCHWERTFÖRMIG – 498 619 718 894 741

Ginkgo biloba – GINKGO – 519 498 714 789 498

Viburnum dilatatum – SCHNEEBALLSTRAUCH
BREITBLÄTTRIG – 394 897 398 641 741

Vincetoxicum purpurascens – VINCETOXICUM –
549 647 391 848 491

Nuphar japonicum – TEICHROSE JAPANISCH –
319 689 749 758 841

Angelica anomala – ENGELWURZ UNTYPISCH –
549 481 217 519 491

Apium graveolens – SELLERIE – 514 812 318 417 819

Cordyceps sinensis – CHINESISCHER RAUPENPILZ –
549 671 849 871 941

Crinum sinensis – HAKENLILIE – 519 891 498 317 581

Corydalis ambigua – HOHLWURZ FAUL – 394 712 498 671 948

Acacia catechu – AKAZIE GEKETTET (PERLSCHNURARTIG) –
294 318 214 016 718

Abrus precatorius – PATERNOSTERERBSE –
894 328 719 818 498

Allium odorum – KNOLLENZWIEBEL – 514 217 298 491 481

Aceranthus sagittatus – ACERANTHUS PFEILFÖRMIG –
494 871 394 857 498

Algae – SEEALGEN – 498 641 718 491 845

Nyctanthes arbor tristis – TRAUERBAUM – 548 491 718 649 541

Acacia catechu – AKAZIE GEKETTET (PERLSCHNURARTIG) – 294 318 214 016 718

Aceranthus sagittatus – ACERANTHUS PFEILFÖRMIG – 494 871 394 857 498

Aglaia odorata – DUFTAGLAYA – 498 317 219 841 264

Akebia quinata – AKEBIE – 348 514 471 189 894

Rhus semialata – ESSIGBAUM – 348 749 314 518 617

Acanthopanax ricinifolium – BAUMKRAFTWURZ – 498 713 214 461 847

Caesalpinia sp. C. minax – VOGELSTRAUCH – 194 897 398 549 671

Sagus rumphii – SAGO – 319 648 754 858 471

Prunus pseudo-cerasus – KIRSCHE JAPANISCH – 316 498 719 894 894

Polygonum blumei – KNÖTERICH BLÜHEND – 493 518 714 821 498

Mucuna capitata – BRENNHÜLSEN – 318 649 793 491 811

Ocimum basilicum – BASILIKUM – 319 497 485 649 718

Abutilon indicum – SCHÖNMALVE INDISCH – 219 814 318 512 821

Aceranthus sagittatus – ACERANTHUS PFEILFÖRMIG – 494 871 394 857 498

Agave chinensis – AGAVE CHINESISCH – 219 367 891 497 218

Amaranthus sp. – AMARANT – 498 712 894 164 719

Allium sativum – KNOBLAUCH – 214 893 518 617 881

Allium scordoprasum – SCHNITTLAUCH – 491 817 894 617 891

Buddleia curviflora – SOMMERFLIEDER KRUMMBLÜTIG –
341 854 867 198 491

Caesalpinia sp. C. minax – VOGELSTRAUCH –
194 897 398 549 671

Pyrus baccata – BIRNE WILD – 394 785 649 894 718

Orixa japonica – ORYXE JAPANISCH – 594 318 714 848 918

Lycium chinense – BOCKSDORN CHINESISCH –
548 647 841 678 841

Lycoperdon – STÄUBLING – 319 481 649 719 894

Oecoeoclades falcata – OCEOKLADUS – 394 851 671 549 841

Acacia catechu – AKAZIE GEKETTET (PERLSCHNURARTIG) –
294 318 214 016 718

Achillea sibirica – SCHAFGARBE SIBIRISCH –
948 571 394 467 894

Aglaia odorata – DUFTAGLAYA – 498 317 219 841 264

Acanthopanax spinosum – STACHELKRAFTWURZ DORNIG –
234 718 206 514 281

Acanthopanax ricinifolium – BAUMKRAFTWURZ –
498 713 214 461 847

Akebia quinata – AKEBIE – 348 514 471 189 894

Aceranthus sagittatus – ACERANTHUS PFEILFÖRMIG –
494 871 394 857 498

Achryanthes bidentata – SOLOMOBLÜTE – 491 264 798 471 264

Amber – BERNSTEIN – 498 671 894 672 728

Asarum forbesi – HASELWURZ – 894 316 719 518 516

Acanthopanax ricinifolium – BAUMKRAFTWURZ –
498 713 214 461 847

Allium sativum – KNOBLAUCH – 214 893 518 617 881

Linum perenne – LEIN MEHRJÄHRIG – 549 478 214 648 714

Oenanthe stolonifera – PFERDESAAT – 314 318 718 419 481

Achillea sibirica – SCHAFGARBE SIBIRISCH –
948 571 394 467 894

Aglaia odorata – DUFTAGLAYA – 498 317 219 841 264

Amaranthus sp. – AMARANT – 498 712 894 164 719

Abrus precatorius – PATERNOSTERERBSE –
894 328 719 818 498

Psoralea corylifolia – PSORALEYA – 548 691 781 498 417

Begonia discolor (B. evansiana) – SCHIEFBLATT –
394 891 519 748 516

Caesalpinia sp. C. minax – VOGELSTRAUCH –
194 897 398 549 671

Amomum amarum – KARDAMON SCHWARZ –
519 674 898 191 518

Angelica decursiva – CHINESISCHER HAARSTRANG –
519 364 819 574 981

Carex macrocephala – SEGGE GROßKÖPFIG –
318 471 219 498 617

Calamus draco – INDISCHER DRAKONKALMUS –
518 491 614 519 781

Dipsacus sp. – KARDEDISTEL – 519 648 714 891 978

Elaeagnus longipes – ÖLWEIDE – 318 496 317 894 648

Ixora stricta – IXORA AUFRECHT – 549 648 749 798 549

Ipomoea batatas – TRICHTERWINDE BATATE –
514 489 718 618 714
Kyllingia monocephala – EINKÖPFIGE KYLLINGIA –
319 648 714 498 841

Ophiopogon spicatus – OPHIOPOGON – 314 648 748 851 841
Bletia hyacinthina – BERGORCHIDEE – 478 416 318 498 714
Opuntia ficus – OPUNTIE – 314 489 831 471 841
Aceranthus sagittatus – ACERANTHUS PFEILFÖRMIG –
494 871 394 857 498
Pycnostelma chinensis – PIKNOSTELMA CHINESISCH –
649 784 549 671 845
Alocasia machroriza – ALOKASIYA – 498 719 649 712 894
Asparagus lucidus – SPARGEL HELL – 317 498 518 491 219
Aconitum sp. – EISENHUT – 949 714 819 471 218
Bombax malabaricum – BOMBAX – 319 348 549 671 489
Carex macrocephala – SEGGE GROßKÖPFIG –
318 471 219 498 617
Atractylis sp. – ATRAKTILIS – 481 564 917 854 219
Cordyceps sinensis – CHINESISCHER RAUPENPILZ –
549 671 849 871 941
Acanthopanax ricinifolium – STACHELKRAFTWURZ DORNIG
– 498 713 214 461 847
Begonia discolor (B. evansiana) – SCHIEFBLATT –
394 891 519 748 516
Blumea balsamifera – KAMPFERBLUMEYA –
319 471 284 598 641

Orithia edulis (tulipa graminifolia) – TULPE SCHMALBLÄTTRIG
– 318   694   798   854   641

Acorus sp. – MOORKALMUS – 249   718   497   148   216

Aglaia odorata – DUFTAGLAYA – 498   317   219   841   264

Rhododendron metternichii (R. fortunei) – RHODODENDRON METTERNICH – 316   894   897   898   491

Symplocos prunifolia – BERGALUMEN – 534   648   497   898   648

Acacia catechu – AKAZIE GEKETTET (PERLSCHNURARTIG) –
294   318   214   016   718

Blumea balsamifera – KAMPFERBLUMEYA –
319   471   284   598   641

Acanthopanax ricinifolium – BAUMKRAFTWURZ –
498   713   214   461   847

Acanthopanax spinosum – STACHELKRAFTWURZ DORNIG –
234   718   206   514   281

Orixa japonica – ORYXE JAPANISCH – 594   318   714   848   918

Aceranthus sagittatus – ACERANTHUS PFEILFÖRMIG –
494   871   394   857   498

Agave chinensis – AGAVE CHINESISCH – 219   367   891   497   218

Metaplexis stauntonii – METAPLEXIS – 471   498   671   894   491

Aglaia odorata – DUFTAGLAYA – 498   317   219   841   264

Smilax sinensis – FLÜGEL-YAMS – 398   497   548   851   641

Spondias amara – SCHLEHPFLAUME – 539   647   895   854   817

Artocarpus integerifolia – BROTBAUM – 513   849   316   718   516

Strychnos nuxvomica – STRYCHNINBEERE –
547   648   894   751   491

Cryptotaenia canadensis – KANADISCHE KRYPTOTAENIE –
364 891 789 948 841

Mosla grosseserrata – MOSLA SÄGENZAHNARTIG GROß –
549 618 713 814 718

Mandragora – MANDRAGORE – 389 649 718 671 218

Lycium chinense – BOCKSDORN CHINESISCH –
548 647 841 678 841

Orobanche ammophyla – SOMMERWUWRZ –
514 848 498 671 549

Raphanus sativus – RADISCHEN – 478 691 741 895 498

Lycium chinense – BOCKSDORN CHINESISCH –
548 647 841 678 841

Rhus semialata – ESSIGBAUM – 348 749 314 518 617

Hypericum chinense – GOLDRUTENKRAUT CHINESISCH –
519 497 485 648 741

Abrus precatorius – PATERNOSTERERBSE –
894 328 719 818 498

Aglaia odorata – DUFTAGLAYA – 498 317 219 841 264

Abutilon indicum – SCHÖNMALVE INDISCH –
219 814 318 512 821

Agave chinensis – AGAVE CHINESISCH – 219 367 891 497 218

Aquilaria agallocha – TINTENFISCH-ALOE –
549 712 814 918 517

Arisaema japonicum – ARONSTAB ZACKIG –
491 216 217 319 218

Arisaema thunbergii – ARONSTRAB TUNBERG –
491 217 984 218 317

Arisaema ringens – JAPANISCHER FEUERKOLBEN –
318 491 598 647 895

Artemisia stelleriana vesiculosa – BEIFUß BLASENARTIG –
316 847 219 548 314

Oryza sativa – REIS – 549 678 498 319 814

Anemone cernua – ANEMONE – 513 471 216 891 549

Arisaema japonicum – ARONSTAB ZACKIG –
491 216 217 319 218

Andropogon schoenanthus – BARTGRAS – 514 271 891 249 516

Asarum forbesi – HASELWURZ – 894 316 719 518 516

Coriandrum sativum – SAATKORIANDER –
491 478 641 718 419

Atractylis sp. – ATRAKTILIS – 481 564 917 854 219

Balanophera – BALANOPHERA – 498 714 219 648 516

Dipsacus sp. – KARDEDISTEL – 519 648 714 891 978

Elsholtzia cristata – ELSCHOLZIYA KAMMARTIG –
548 649 714 891 217

Ficus carica – FIKUS ESSBAR (FEIGE) – 548 498 715 814 816

Prunus japonica – KIRSCHE JAPANISCH – 594 314 818 593 841

Acorus sp. – MOORKALMUS – 249 718 497 148 216

Stillingia sebifera – ÖLBAUM – 475 694 381 479 851

Strychnos ignatia – BRECHNUß – 397 548 217 849 249

Osmunda regalis – KÖNIGSFARN – 314 489 617 814 818

Anemarhena asphodeloides – ANEMARHENA –
549 318 314 571 918

Anemone cernua – ANEMONE – 513 471 216 891 549

Apium graveolens – SELLERIE – 514 812 318 417 819

Acanthopanax ricinifolium – BAUMKRAFTWURZ –
498 713 214 461 847

Ranunculus sp. – BUTTERBLUME – 594 319 848 719 016

Artemisia stelleriana vesiculosa – BEIFUß BLASENARTIG –
316 847 219 548 314

Camphora officinarum (Laurus camphora, Lin. Cinna-momum camphora) – KAMPFERBAUM – 491 548 319 649 716

Asparagus lucidus – SPARGEL HELL – 317 498 518 491 219

Aspidium falcatum – ILEX-FARN – 364 517 218 474 519

Juniperus chinensis – WACHOLDERBEERE CHINESISCH –
318 649 517 849 648

Kyllingia monocephala – EINKÖPFIGE KYLLINGIA –
319 648 714 498 841

Viburnum dilatatum – SCHNEEBALLSTRAUCH BREITBLÄTTRIG – 394 897 398 641 741

Vitex cannabifolia – MÖNCHSPFEFFER – 749 648 731 894 741

Oxalis corniculata – SAUERKLEE HORNFÖRMIG –
514 897 319 649 718

Acacia catechu – AKAZIE GEKETTET (PERLSCHNURARTIG) –
294 318 214 016 718

Achryanthes bidentata – SOLOMOBLÜTE – 491 264 798 471 264

Adiantum – FRAUENHAARFARN – 319 498 714 671 891

Arisaema ringens – JAPANISCHER FEUERKOLBEN –
318 491 598 647 895

Artemisia stelleriana vesiculosa – BEIFUß BLASENARTIG –
316 847 219 548 314

Pyrus baccata – BIRNE WILD – 394 785 649 894 718

Pyrola rotundifolia – BIRNKRAUT RUNDBLÄTTRIG –
319 649 748 751 849

Sagus rumphii – SAGOBAUM – 319 648 754 858 471

Kyllingia monocephala – EINKÖPFIGE KYLLINGIA –
319 648 714 498 841

Diphylleia sp. – FRAUENTRÄNE – 519 478 498 647 894

Ferns – FARNPFLANZEN – 498 471 849 478 481

Ficus pumila – KLETTER-FEIGE – 491 478 894 471 891

Garcinia morella – GARCINIYA – 481 478 894 847 898

Buxus sempervirens – BUCHSBAUM ECHT –
198 541 219 478 317

Camphora officinarum (Laurus camphora, Lin. Cinna-momum camphora) – KAMPFERBAUM – 491 548 319 649 716

Pachyma cocos – TANNENPILZ – 514 489 671 489 471

Artemisia vulgaris – BEIFUß – 648 541 219 364 591

Asarum forbesi – HASELWURZ – 894 316 719 518 516

Begonia discolor (B. evansiana) – SCHIEFBLATT –
394 891 519 748 516

Alpinia globosum – GALANGITWURZEL – 219 491 718 491 219

Argemone mexicana – MOHN STACHELIG –
918 514 319 417 218

Capsella bursa pastoris – HIRTENTÄSCHEL –
498 718 319 481 514

Vitex cannabifolia – MÖNCHSPFEFFER – 749 648 731 894 741

Scaphium scaphigerum – SCHIFFCHEN – 394 498 678 841 541

Prunus japonica – KIRSCHE JAPANISCH– 594 314 818 593 841

Prunus triflora (P. domestica) – PFLAUME ORIENTALISCH –
594 647 784 891 498

Prunus persica – PFIRSICH – 498 471 318 649 517

Ranunculus sceleratus – GIFT-HAHNENFUß –
314 895 647 891 497

Setaria italica – SETARIYA "KOLBENHIRSE" –
364 895 378 648 718

Polygonum lapathifolium – KNÖTERICH BEHAART –
319 489 714 671 894

Linum usitatissimum – LEIN ECHT –495 478 219 317 214

Pachyrhizus thunbergianus – PACHIRISUS TUNBERG –
549 648 749 751 318

Amomum amarum – KARDAMON SCHWARZ –
519 674 898 191 518

Argemone mexicana – MOHN STACHELIG –
918 514 319 417 218

Artemisia apiacea – BEIFUß BIRNENFÖRMIG –
514 317 218 491 516

Asarum forbesi – HASELWURZ – 894 316 719 518 516

Ailanthus glandulosa – GÖTTERBAUM – 548 491 318 479 219

Achryanthes bidentata – SOLOMOBLUTE – 491 264 798 471 264

Allium odorum – KNOLLENZWIEBEL – 514 217 298 491 481

Arisaema thunbergii – ARONSTAB TUNBERG –
491 217 984 218 317

Aralia cordata – BERGANGELIKA – 914 817 319 898 514

Prunus mume – BACKPFLAUME – 518 617 314 851 489

Ricinus communis – GEMEINER WUNDEFRBAUM –
318 649 754 831 219

Serissa foetida – JUNISCHNEE – 369 718 384 361 849

Polygonum filiforme – KNÖTERICH FADENARTIG –
549 671 894 712 319

Polygonatum officinale – WENIGBLÜTIGER WEIßWURZ –
598 497 319 697 841

Paederia foetida – STINKWEIN – 389 689 714 489 814

Strychnos ignatia – BRECHNUß – 397 548 217 849 249

Viola pinnata – FIEDERVEILCHEN – 549 748 491 674 841

Pimpinella anisum – ANIS – 589 649 318 317 814

Achryanthes bidentata – SOLOMOBLUTE – 491 264 798 471 264

Maesa doraena – MAESA – 318 491 649 718 841

Diphylleia sp. – FRAUENTRÄNE – 519 478 498 647 894

Euryale ferox – STACHELSEEROSE – 519 618 714 317 814

Fritillaria roylei – KAISERKRONE – 514 478 319 318 481

Lycium chinense – BOCKSDORN CHINESISCH –
548 647 841 678 841

Lysimachia eleutheroides – GELBWEIDERICH –
318 419 618 714 481

Maba ebenos – EBENHOLZBAUM – 349 648 718 745 841

© Г. П. Грабовой, 1998

Hypericum chinense – GOLDRUTENKRAUT CHINESISCH –
519 497 485 648 741

Blumea balsamifera – KAMPFERBLUMEYA –
319 471 284 598 641

Paeonia albiflora – PFINGSTROSE WEIß – 549 318 471 671 841

Aceranthus sagittatus – ACERANTHUS PFEILFÖRMIG –
494 871 394 857 498

Achillea sibirica – SCHAFGARBE SIBIRISCH –
948 571 394 467 894

Aglaia odorata – DUFTAGLAYA – 498 317 219 841 264

Acanthopanax spinosum – STACHELKRAFTWURZ DORNIG –
234 718 206 514 281

Adenophora, codonopsic, platycodon, wahlenbergia –
GLOCKENBLUME BLAU – 319 647 894 319 847

Akebia quinata – AKEBIE – 348 514 471 189 894

Blumea balsamifera – KAMOFERBLUMEYA –
319 471 284 598 641

Caesalpinia sp. C. minax – VOGELSTRAUCH –
194 897 398 549 671

Aralia cordata – ARALIE – 914 817 319 898 514

Ranunculus sceleratus – GIFT-HAHNENFUß –
314 895 647 891 497

Aquilaria agallocha – TINTENFISCH-ALOE –
549 712 814 918 517

Artemisia apiacea – BEIFUß BIRNENFÖRMIG –
514 317 218 491 516

Hydropyrum latifolium – REISGRAS – 593 497 894 697 498

Paeonia mountan – PFINGSTROSE MUTAN –
318 694 754 819 418

Aceranthus sagittatus – ACERANTHUS PFEILFÖRMIG –
494 871 394 857 498

Allium odorum – KNOLLENZWIEBEL – 514 217 298 491 481

Raphanus sativus – RADISCHEN – 478 691 741 895 498

Acacia catechu – AKAZIE GEKETTET (PERLSCHNURARTIG) –
294 318 214 016 718

Asparagus lucidus – SPARGEL HELL – 317 498 518 491 219

Arisaema japonicum – ARONSTAB ZACKIG –
491 216 217 319 218

Coptis teeta – GOLDFADEN – 219 471 421 681 719

Aglaia odorata – DUFTAGLAYA – 498 317 219 841 264

Corchorus pyriformis (capsularis) – JUTE – 593 491 894 719 498

Agave chinensis – AGAVE CHINESISCH – 219 367 891 497 218

Cordyceps sinensis – CHINESISCHER RAUPENPILZ –
549 671 849 871 941

Akebia quinata – AKEBIE – 348 514 471 189 894

Paliurus ramosissimus – CHRISTUSDORN –
398 471 491 651 841

Acacia catechu – AKAZIE GEKETTET (PERLSCHNURARTIG) –
294 318 214 016 718

Allium odorum – KNOLLENZWIEBEL – 514 217 298 491 481

Camphora officinarum (Laurus camphora, Lin. Cinna-momum camphora) – KAMPFERBAUM – 491 548 319 649 716

Canarium sp. – KANARIUM – 549 817 219 671 294

Aceranthus sagittatus – ACERANTHUS PFEILFÖRMIG –
494 871 394 857 498

Cocculus – KOKKELSPFLANZE – 519 471 894 712 641

Conioselinum univittatum – SCHIERLING – 491 478 849 618 918

Crinum sinensis – HAKENLILIE – 519 891 498 317 581

Cucumis sativus – GURKE – 619 714 849 478 319

Rhus semialata – ESSIGBAUM – 348 749 314 518 617

Smilax sinensis – FLÜGEL-YAMS – 398 497 548 851 641

Sorghum vulgare – KAFFERNKORN – 507 328 429 064 898

Panax ginseng – JASMOIN – 518 498 714 418 485

Abrus precatorius – PATERNOSTERERBSE –
894 328 719 818 498

Aglaia odorata – DUFTAGLAYA – 498 317 219 841 264

Cocculus – KOKKELSPFLANZE – 519 471 894 712 641

Cocos nucifera – KOKOSNUSS – 217 491 849 161 914

Coix lacrima – HIOBSTRÄNE – 198 714 217 842 614

Hydropyrum latifolium – REISGRAS – 593 497 894 697 498

Hypericum chinense – GOLDRUTENKRAUT CHINESISCH –
519 497 485 648 741

Artemisia apiacea – BEIFUß BIRNRNFÖRMIG –
514 317 218 491 516

Artemisia stelleriana vesiculosa – BEIFUß BLASENARTIG –
316 847 219 548 314

Inula chinensis – ALANT CHINESISCH – 519 649 849 718 491

Maba ebenos – EBENHOLZBAUM – 349 648 718 745 841

Raphanus sativus – RADISCHEN – 478 691 741 895 498

Rhododendron metternichii (R. fortunei) – RHODODENDRON
METTERNICH – 316 894 897 898 491

Panicum crus corvi – HIRSE – 549 498 471 671 841
Aster trinervius – ASTER GEDREIT – 849 516 317 854 378
Acer trifidum – AHORN DREIGETEILT – 594 718 316 748 549
Aglaia odorata – DUFTAGLAYA – 498 317 219 841 264
Pyrus baccata – BIRNE WILD – 394 785 649 894 718
Incarvillea sinensis – INKARVILLEYA CHINESISCH –
519 497 894 648 741
Adenophora, codonopsic, platycodon, wahlenbergia –
GLOCKENBLUME BLAU – 319 647 894 319 847
Hydropyrum latifolium – REISGRAS – 593 497 894 697 498
Hyoscyamus niger – BILSENKRAUT SCHWARZ –
519 498 649 781 319
Hypericum chinense – GOLDRUTENKRAUT CHINESISCH –
519 497 485 648 741
Hypoxis aurea – ALETRIS – 549 891 649 894 718
Illicum anisatum – STERNANIS – 498 471 519 697 894
Styrax benzoin – STYRAX BENZOIN – 374 898 649 318 471

Panicum miliaceum – GOLDHIRSE – 549 481 718 649 719
Achryanthes bidentata – SOLOMOBLÜTE – 491 264 798 471 264
Acer trifidum – AHORN DREIGETEILT – 594 718 316 748 549
Abrus precatorius – PATERNOSTERERBSE –
894 328 719 818 498

Pardanthus chinensis (ixia sinensis) – LEOPARDENLILIE –
518 491 594 697 894

Achryanthes bidentata – SOLOMOBLÜTE – 491 264 798 471 264

Begonia discolor (B. evansiana) – SCHIEFBLATT –
394 891 519 748 516

Artemisia apiacea – BEIFUß BIRNENFÖRMIG –
514 317 218 491 516

Rumex japonicus – JAPANISCHER AMPFER –
598 491 568 851 491

Sorghum vulgare – KAFFERNKORN – 507 328 429 064 898

Senecio campestris – STEPPEN-GREISKRAUT –
531 498 648 731 541

Senecio palmatus – GEISKRAUT HANDFÖRMIG –
549 831 854 378 641

Jatropha janipha – BRECHNUSS – 549 497 894 649 748

Juglans regia – WALNUSS – 219 497 498 849 641

Mosla grosseserrata – MOSLA SÄGENZAHNARTIG GROß –
549 618 713 814 718

Paris polyphylla – FINBEERE MEHRBLÄTTRIG –
314 848 497 861 491

Acanthopanax spinosum – STACHELKRAFTWURZ DORNIG –
234 718 206 514 281

Aglaia odorata – DUFTAGLAYA – 498 317 219 841 264

Anemone cernua – ANEMONE – 513 471 216 891 549

Bletia hyacinthina – BERGORCHIDEE – 478 416 318 498 714

Caesalpinia sp. C. minax – VOGELSTRAUCH –
194 897 398 549 671

Aceranthus sagittatus – ACERANTHUS PFEILFÖRMIG –
494 871 394 857 498

Caryophyllus aromaticus – NELKE – 319 714 894 516 718

Acacia catechu – AKAZIE GEKETTET (PERLSCHNURARTIG) –
294 318 214 016 718

Carex macrocephala – SEGGE GROßKÖPFIG –
318 471 219 498 617

Apium graveolens – SELLERIE – 514 812 318 417 819

Argemone mexicana – MOHN STACHELUG –
918 514 319 417 218

Artemisia vulgaris – BEIFUß – 648 541 219 364 591

Paris quadrifolia – STEINBEERE – 518 493 471 694 891

Inula chinensis – ALANT CHINESISCH – 519 649 849 718 491

Chenopodium album – GÄNSEFUß – 416 489 518 748 541

Raphanus sativus – RADISCHEN – 478 691 741 895 498

Scrophularia oldhami – BRAUNWURZ – 316 389 217 482 481

Polygala reinii – KREUZBLUME – 549 218 317 641 481

Polygonatum canaliculatum – WEIßWURZ GEKEHLT –
549 851 318 649 718

Platycaria strobilacea – KNOLLENPLATIKARIYA –
349 893 317 384 518

Myriophyllum – TAUSENDBLATT – 549 848 318 649 718

Achillea sibirica – SCHAFGARBE SIBIRISCH –
948 571 394 467 894

© Г. П. Грабовой, 1998

Abutilon indicum – SCHÖNMALVE INDISCH –
219 814 318 512 821

Aglaia odorata – DUFTAGLAYA – 498 317 219 841 264

Bombax malabaricum – BOMBAX – 319 348 549 671 489

Boswellia – WEIHRAUCH – 491 487 519 649 517

Patrinia scabiosaefolia – PATRINIYA BLÄTTERIG –
598 491 713 894 216

Acacia catechu – AKAZIE GEKETTET (PERLSCHNURARTIG) –
294 318 214 016 718

Abrus precatorius – PATERNOSTERERBSE –
894 328 719 818 498

Aglaia odorata – DUFTAGLAYA – 498 317 219 841 264

Shorea robusta – SALBAUM – 368 491 518 531 841

Sorghum vulgare – KAFFERNKORN – 507 328 429 064 898

Spinacia oleracea – SPINAT – 249 875 317 894 898

Spondias dulcis – GOLDPFLAUME – 475 847 398 671 219

Tussilago farfara – HUFLATTICH – 349 648 739 841 541

Mucuna capitata – BRENNHÜLSEN – 318 649 793 491 811

Nothosmyrnium japonicum – NOTOSMIRNUM JAPANISCH –
549 498 719 671 851

Mushrooms – PILZE – 519 698 794 851 481

Musci – MOOSGEWÄCHSE – 519 498 497 491 498

Paulownia imperialis – PAULOWNIA – 695 714 895 793 381

Rhus semialata – ESSIGBAUM – 348 749 314 518 617

Torreya nucifera – TORREYE – 513 648 794 851 641

Jasminum sambac – JASMIN SAMBAK – 349 648 794 894 891

Hamamelis japonica – ZAUBERNUSS JAPANISCH –
319 497 894 671 891

Cassia mimosoides – WESTGEWÜRZRINDE –
594 318 497 584 547

Symplocos prunifolia – BERGALUMEN – 534 648 497 898 648

Lactuca sp. – GARTENSALAT – 318 498 478 647 845

Angelica decursiva – ENGELWURZ FALLEND –
519 364 819 574 981

Argemone mexicana – MOHN STACHELIG –
918 514 319 417 218

Artemisia apiacea – BEIFUß BIRNENFÖRMIG –
514 317 218 491 516

Asarum sieboldi – HASELWURZ SEIBOLD –
598 161 318 549 817

Asarum forbesi – HASELWURZ – 894 316 719 518 516

Astragalus hoangtchy – WIRBELKRAUT – 518 491 217 516 298

Begonia discolor (B. evansiana) – SCHIEFBLATT –
394 891 519 748 516

Pedicularis resupinata – LÄUSEKRAUT – 314 895 478 649 741

Abrus precatorius – PATERNOSTERERBSE –
894 328 719 818 498

Achillea sibirica – SCHAFGARBE SIBIRISCH –
948 571 394 467 894

Aglaia odorata – DUFTAGLAYA – 498 317 219 841 264

Acanthopanax spinosum – STACHELKRAFTWURZ DORNIG –
234 718 206 514 281

© Г. П. Грабовой, 1998

Acanthopanax ricinifolium – STACHELKRAFTWURZ ZANGENFÖRMIG – 498 713 214 461 847

Akebia quinata – AKEBIE – 348 514 471 189 894

Aceranthus sagittatus – ACERANTHUS PFEILFÖRMIG – 494 871 394 857 498

Acer trifidum – AHORN DREIGETEILT – 594 718 316 748 549

Agave chinensis – AGAVE CHINESISCH – 219 367 891 497 218

Allium sativum – KNOBLAUCH – 214 893 518 617 881

Limnanthemum peltatum – SEEKANNE SCHILDFÖRMIG – 549 691 712 491 841

Lindera glauca – LINDERA BLAUGRAU – 549 648 718 319 481

Perilla ocimoides – PERILLA – 542 649 713 784 751

Aceranthus sagittatus – ACERANTHUS PFEILFÖRMIG – 494 871 394 857 498

Allium odorum – KNOLLENZWIEBEL – 514 217 298 491 481

Asparagus lucidus – SPARGEL HELL – 317 498 518 491 219

Corydalis ambigua – HOHLWURZ FAUL – 394 712 498 671 948

Crinum sinensis – HAKENLILIE – 519 891 498 317 581

Prunus mume – BACKPFLAUME – 518 617 314 851 489

Prunus triflora (P. domestica) – PFLAUME ORIENTALISCH – 594 647 784 891 498

Sagus rumphii – SAGOKÖRNER – 319 648 754 858 471

Digitaria Sanguinalis (caryopteris divaricata) – BLUTHIRSE – 519 317 898 061 798

Nelumbium speciosum – INDISCHE LOTOSBLUME – 518 496 714 789 548

Peucedanum japonicum – HAARSTRANG JAPANISCH –
549 648 718 754 814

Persea nanmu – AVOCADO – 314 217 894 671 548

Acacia catechu – AKAZIE GEKETTET (PERLSCHNURARTIG) –
294 318 214 016 718

Aglaia odorata – DUFTAGLAYA – 498 317 219 841 264

Cinnamomum cassia – ZIMT (KASSIAZIMT) –
414 864 519 648 716

Arisaema japonicum – ARONSTAB ZACKIG –
491 216 217 319 218

Asparagus lucidus – SPARGEL HELL – 317 498 518 491 219

Arctium lappa – KLETTE – 519 471 218 314 217

Agave chinensis – AGAVE CHINESISCH – 219 367 891 497 218

Areca catechu – KATECHU-PALME – 314 813 219 479 816

Akebia quinata – AKEBIE – 348 514 471 189 894

Serissa foetida – JUNISCHNEE – 369 718 384 361 849

Stellaria aquatica – STERNKRAUT – 395 698 754 647 891

Stachys sieboldi – ZIEST SEIBOLD – 213 478 849 895 641

Spondias dulcis – GOLDPFLAUME – 475 847 398 671 219

Strychnos nuxvomica – STRYCHNINBEERE –
547 648 894 751 491

Viola silvestris – WALDVEILCHEN – 648 749 319 891 491

Zizyphus sp. – CHINESISCHE JUJUBE – 317 498 648 749 841

Peucedanum decursivum – HAARSTRANG FALLEND –
519 498 713 814 814

Aceranthus sagittatus – ACERANTHUS PFEILFÖRMIG –
494 871 394 857 498

Achryanthes bidentata – SOLOMOBLÜTE – 491 264 798 471 264

Adenophora, codonopsic, platycodon, wahlenbergia –
GLOCKENBLUME BLAU – 319 647 894 319 847

Peucedanum japonicum – HAARSTRANG JAPANISCH –
549 648 718 754 814

Achillea sibirica – SCHAFGARBE SIBIRISCH –
948 571 394 467 894

Allium odorum – KNOLLENZWIEBEL – 514 217 298 491 481

Orixa japonica – ORIXA JAPANISCH – 594 318 714 848 918

Aegle sepiaria – LIMETTE STACHELIG (SCHLANGENEGL) –
218 614 317 812 491

Asarum forbesi – HASELWURZ – 894 316 719 518 516

Balanophera – BALANOPHERA – 498 714 219 648 516

Pyrus baccata – WILDBIRNE – 394 785 649 894 718

Stillingia sebifera – ÖLBAUM – 475 694 381 479 851

Zizyphus sp. – CHINESISCHE JUJUBE – 317 498 648 749 841

Zizyphus vulgaris – CHINESISCHE JUJUBE ECHT –
316 718 319 649 748

Amomum melegueta – KARDAMON „PARADIESKÖRNER" –
498 714 891 498 171

Phaseolus mungo – SAATWICKE – 518 471 489 671 481

Acanthopanax spinosum – STACHELKRAFTWURZ DORNIG –
234 718 206 514 281

Aglaia odorata – DUFTAGLAYA – 498 317 219 841 264

Equisetum arvense – ZINNKRAUT – 314 818 468 847 819

Artemisia apiacea – BEIFUß BIRNENFÖRMIG –
514 317 218 491 516

Aster trinervius – ASTER GEDREIT – 849 516 317 854 378

Amomum amarum – KARDAMON SCHWARZ –
519 674 898 191 518

Argemone mexicana – MOHN STACHELIG –
918 514 319 417 218

Arisaema ringens – JAPANISCHER FEUERKOLBEN –
318 491 598 647 895

Cryptotaenia canadensis – KANADISCHE KRYPTOTAENIE –
364 891 789 948 841

Diospyros kaki – KAKIFRUCHT JAPANISCH –
219 497 854 319 647

Dipsacus sp. – KARDEDISTEL – 519 648 714 891 978

Elsholtzia cristata – ELSCHOLZIYA KAMMARTIG –
548 649 714 891 217

Phaseolus radiatus – SAATWICKE SONNENREICH –
514 318 491 671 841

Atropa sp. – WOLFSWUT – 394 548 391 749 819

Artemisia stelleriana vesiculosa – BEIFUß BLASENARTIG –
316 847 219 548 314

Amomum amarum – KARDAMON SCHWARZ –
519 674 898 191 518

Chenopodium album – GÄNSEFUß – 416 489 518 748 541

© Г. П. Грабовой, 1998

Cucumis sativus – GURKE – 619 714 849 478 319

Areca catechu – KATECHU-PALME – 314 813 219 479 816

Arisaema japonicum – ARONSTAB ZACKIG –
491 216 217 319 218

Adenophora, codonopsic, platycodon, wahlenbergia –
GLOCKENBLUME BLAU – 319 647 894 319 847

Amber – BERNSTEIN – 498 671 894 672 728

Chimonanthus fragrans – CHINESISCHE WINTERBLÜTE –
198 541 294 316 518

Phellodendron amurense – AMURPHELLODENDRON –
549 481 317 649 841

Adenophora, codonopsic, platycodon, wahlenbergia –
GLOCKENBLUME BLAU – 319 647 894 319 847

Cinnamomum cassia – ZIMT (KASSIAZIMT) –
414 864 519 648 716

Argemone mexicana – MOHN STACHELIG –
918 514 319 417 218

Abrus precatorius – PATERNOSTERERBSE –
894 328 719 818 498

Chrysanthemum coronarium – GÄNSEBLUME –
814 948 518 471 218

Bletia hyacinthina – BERGORCHIDEE – 478 416 318 498 714

Daphne genkwa – WILDER PFEFFERSTRAUCH –
591 498 714 461 819

Chavica betel – BETEL – 318 471 219 648 517

Rhododendron metternichii (R. fortunei) – RHODODENDRON METTERNICH – 316 894 897 898 491

Scaphium scaphigerum – SCHIFFCHEN – 394 498 678 841 541

Stillingia sebifera – ÖLBAUM – 475 694 381 479 851

Tamarix chinensis – TAMARISKE CHINESISCH –
478 649 564 874 841

Photinia glabra – JAPANISCHE GLANZMISPEL –
549 497 898 671 217

Acanthopanax ricinifolium – STACHELKRAFTWURZ
ZANGENFÖRMIG – 498 713 214 461 847

Beta vulgaris – ZUCKERRÜBE WEIß – 498 516 471 894 219

Caesalpinia sp. C. minax – VOGELSTRAUCH –
194 897 398 549 671

Camphora officinarum (Laurus camphora, Lin. Cinna-momum camphora) – KAMPFERBAUM – 491 548 319 649 716

Conioselinum univittatum – SCHIERLING – 491 478 849 618 918

Cordyceps sinensis – CHINESISCHER RAUPENPILZ –
549 671 849 871 941

Crinum sinensis – HAKENLILIE – 519 891 498 317 581

Rumex sp. – AMPFER – 368 391 845 858 647

Achillea sibirica – SCHAFGARBE SIBIRISCH –
948 571 394 467 894

Phragmites communis – RIED – 348 475 648 712 218

Acanthopanax ricinifolium – STACHELKRAFTWURZ
ZANGENFÖRMIG – 498 713 214 461 847

Allium odorum – KNOLLENZWIEBEL – 514 217 298 491 481

Ruta graveolens – WEINRAUTE – 497 895 378 649 498

Physalis alkekengi – BLASENKIRSCHE – 589 471 648 751 491

Acacia catechu – AKAZIE GEKETTET (PERLSCHNURARTIG) –
294 318 214 016 718

Agave chinensis – AGAVE CHINESISCH – 219 367 891 497 218

Viola silvestris – WALDVEILCHEN – 648 749 319 891 491

Arisaema japonicum – ARONSTAB ZACKIG –
491 216 217 319 218

Atropa sp. – WOLFSWUT – 394 548 391 749 819

Adenophora, codonopsic, platycodon, wahlenbergia –
GLOCKENBLUME BLAU – 319 647 894 319 847

Hydropyrum latifolium – REISGRAS – 593 497 894 697 498

Phytolacca acinosa – KERMESBEERE – 194 471 891 697 741

Daphne genkwa – WILDER PFEFFERSTRAUCH –
591 498 714 461 819

Acanthopanax spinosum – STACHELKRAFTWURZ DORNIG –
234 718 206 514 281

Aglaia odorata – DUFTAGLAYA – 498 317 219 841 264

Artemisia apiacea – BEIFUß BIRNENFÖRMIG –
514 317 218 491 516

Astragalus hoangtchy – WIRBELKRAUT – 518 491 217 516 298

Clausena wampi – CLAUSENA – 481 219 648 549 171

Ranunculus scleratus – GIFT-HAHNENFUß –
314 895 647 891 497

Stillingia sebifera – ÖLBAUM – 475 694 381 479 851

Sorghum vulgare – KAFFERNKORN – 507 328 429 064 898

Scrophularia oldhami – BRAUNWURZ – 316 389 217 482 481

Pieris ovalefolia – WEIßLING EILINIENFÖRMIG –
349 671 894 851 891

Shorea robusta – SALBAUM – 368 491 518 531 841

Arisaema ringens – JAPANISCHER FEUERKOLBEN –
318 491 598 647 895

Prunus armeniaca – APRIKOSE – 498 894 713 518 817

Amomum amarum – KARDAMON SCHWARZ –
519 674 898 191 518

Cinnamomum cassia – ZIMT (KASSIAZIMT) –
414 864 519 648 716

Abrus precatorius – PATERNOSTERERBSE –
894 328 719 818 498

Achillea sibirica – SCHAFGARBE SIBIRISCH –
948 571 394 467 894

Bletia hyacinthina – BERGORCHIDEE – 478 416 318 498 714

Acanthopanax ricinifolium – STACHELKRAFTWURZ ZANGENFÖRMIG – 498 713 214 461 847

Luffa cylindrica – SCHWAMMKÜRBIS ZYLINDRISCH –
549 647 498 754 191

Lysimachia eleutheroides – GELBWEIDERICH –
318 419 618 714 481

Pilea sp. – PILEYA – 548 316 218 714 218

Cinnamomum cassia – ZIMT (KASSIAZIMT) –
414 864 519 648 716

Alpinia globosum – GALANGITWURZEL – 219 491 718 491 219

Abrus precatorius – PATERNOSTERERBSE –
894 328 719 818 498

© Г. П. Грабовой, 1998

Abutilon indicum – SCHÖNMALVE INDISCH –
219 814 318 512 821

Psoralea corylifolia – PSORALEYA – 548 691 781 498 417

Nandina domestica – ZIMMERHIMMELSBAMBUS –
318 497 314 851 617

Ferns – FARNPFLANZEN – 498 471 849 478 481

Monochoria vaginalis – MONOCHORIYA – 471 648 549 841 518

Mosla punctata – MOSLA GEPUNKTET – 381 689 497 841 841

Hypericum chinense – GOLDRUTENKRAUT CHINESISCH –
519 497 485 648 741

Kyllingia monocephala – EINKÖPFIGE KYLLINGIA –
319 648 714 498 841

Pimpinella anisum – ANIS – 589 649 318 317 814

Koelreuteria paniculata – SEIFENBAUM – 497 849 649 718 314

Osmunda regalis – KÖNIGSFARN – 314 489 617 814 818

Abrus precatorius – PATERNOSTERERBSE –
894 328 719 818 498

Artemisia apiacea – BEIFUß BIRNENFÖRMIG –
514 317 218 491 516

Raphanus sativus – RADISCHEN – 478 691 741 895 498

Rhododendron metternichii (R. fortunei) – RHODODENDRON
METTERNICH – 316 894 897 898 491

Psoralea corylifolia – PSORALEYA – 548 691 781 498 417

Magnolia hypoleuca – MAGNOLIE HYPOLEUKA –
319 497 841 649 718

Polygonum tinctorium – FÄRBERKNÖTERICH –
316 498 381 451 719

Polygonum lapathifolium – KNÖTERICH BEHAART –
319 489 714 671 894

Polypodium fortunei – FARN FORTUNES –319 467 894 714 819

Maba ebenos – EBENHOLZBAUM – 349 648 718 745 841

Calystegia sepium – ECHTE ZAUNWINDE –
514 318 714 489 516

Pinellia tuberifera – DREIZÄHLIGE PINELLIE –
319 649 719 815 491

Abutilon indicum – SCHÖNMALVE INDISCH –
219 814 318 512 821

Cinnamomum cassia – ZIMT (KASSIAZIMT) –
414 864 519 648 716

Diospyros kaki – KAKIFRUCHT JAPANISCH –
219 497 854 319 647

Lycium chinense – BOCKSDORN CHINESISCH –
548 647 841 678 841

Linum usitatissimum – LEIN ECHT – 495 478 219 317 214

Hypericum chinense – GOLDRUTENKRAUT CHINESISCH –
519 497 485 648 741

Narcissus tazetta – NARZISSE BLÜTENREICH –
518 481 485 671 841

Rhamnus chlorophorus – KREUZDORN GRÜN –
549 647 319 895 617

Tussilago farfara – HUFLATTICH – 349 648 739 841 541

Symplocos prunifolia – BERGALUMEN – 534 648 497 898 648

Spondias amara – SCHLEHPFLAUME – 539 647 895 854 817

© Г. П. Грабовой, 1998

Chrysanthemum coronarium – GÄNSEBLUME –
814 948 518 471 218

Chrysanthemum sinense – CHRYSANTHEME CHINESISCH –
594 164 819 317 549

Pinus sinensis – CHINESISCHE KIEFER – 394 489 317 894 818

Amaranthus sp. – AMARANT – 498 712 894 164 719

Chimonanthus fragrans – CHINESISCHE WINTERBLÜTE –
198 541 294 316 518

Achryanthes bidentata – SOLOMOBLÜTE – 491 264 798 471 264

Agave chinensis – AGAVE CHINESISCH – 219 367 891 497 218

Arisaema japonicum – ARONSTAB ZACKIG –
491 216 217 319 218

Artemisia apiacea – BEIFUß BIRNENFÖRMIG –
514 317 218 491 516

Mucuna capitata – BRENNHÜLSEN – 318 649 793 491 811

Nardostachys jatamansi – INDISCHE NARDE –
319 498 671 497 841

Piper nigrum – PAPRIKA SCHWARZ – 389 481 671 894 812

Begonia discolor (B. evansiana) – SCHIEFBLATT –
394 891 519 748 516

Chrysanthemum coronarium – GÄNSEBLUME –
814 948 518 471 218

Rheum officinale – RHABARBER MEDIZINISCH –
519 649 715 648 718

Spondias dulcis – GOLDPFLAUME – 475 847 398 671 219

Tussilago farfara – HUFLATTICH – 349 648 739 841 541

Cercis chinensis – KÜCHENBAUM – 491 318 549 671 894

Celosia argentea – HAHNENKAMM SILBERN –
891 416 317 548 194

Acacia catechu – AKAZIE GEKETTET (PERLSCHNURARTIG) –
294 318 214 016 718

Boswellia – WEIHRAUCH – 491 487 519 649 517

Digitaria Sanguinalis (caryopteris divaricata) – BLUTHIRSE –
519 317 898 061 798

Sorghum vulgare – KAFFERNKORN – 507 328 429 064 898

Pistacia vera – PISTAZIE – 368 318 371 498 518

Amomum amarum – KARDAMON SCHWARZ –
519 674 898 191 518

Citrus sp. – ZITRONE – 184 596 491 384 561

Apium graveolens – SELLERIE – 514 812 318 417 819

Coix lacrima – HIOBSTRÄNE – 198 714 217 842 614

Crinum sinensis – HAKENLILIE – 519 891 498 317 581

Dolichos cultratus – HELMBOHNE SCHNEIDENFÖRMIG –
319 648 781 745 489

Geum dryadoides – ERDROSE – 319 648 712 891 498

Incarvillea sinensis – INKARVILLEYA CHINESISCH –
519 497 894 648 741

Osmunda regalis – KÖNIGSFARN – 314 489 617 814 818

Musci – MOOSGEWÄCHSE – 519 498 497 491 498

Prunus mume – BACKPFLAUME – 518 617 314 851 489

Pisum sativum – FUTTERWICKE – 584 381 395 671 214

Citrullus vulgaris – WASSERMELONE – 948 547 219 649 517

Angelica decursiva – ENGELWURZ FALLEND –
519 364 819 574 981

Apium graveolens – SELLERIE – 514 812 318 417 819

Hibiscus esculentus, H. manihot – COMBOFRUCHT –
549 478 479 314 841

Incarvillea sinensis – INKARVILLEYA CHINESISCH –
519 497 894 648 741

Polygonum tinctorium – FÄRBERKNÖTERICH –
316 498 381 451 719

Musci – MOOSGEWÄCHSE – 519 498 497 491 498

Osmunda regalis – KÖNIGSFARN – 314 489 617 814 818

Prunus mume – BACKPFLAUME – 518 617 314 851 489

Smilax pseudo-china – STECHWINDE PSEUDOCHINESISCH –
319 498 789 649 718

Stellaria aquatica – STERNKRAUT – 395 698 754 647 891

Tussilago farfara – HUFLATTICH – 349 648 739 841 541

Plantago major – WEGERICH GROß – 548 317 949 897 319

Kyllingia monocephala – EINKÖPFIGE KYLLINGIA –
319 648 714 498 841

Iris ensata – IRIS SCHWERTFÖRMIG – 498 619 718 894 741

Incarvillea sinensis – INKARVILLEYA CHINESISCH –
519 497 894 648 741

Allium odorum – KNOLLENZWIEBEL – 514 217 298 491 481

Narcissus tazetta – NARZISSE BLÜTENREICH –
518 481 485 671 841

Myristica moschata – MUSKATNUSS – 314 818 617 849 841

Limnanthemum peltatum – SEEKANNE SCHILDFÖRMIG – 549 691 712 491 841

Blumea balsamifera – KAMPFERBLUMEYA – 319 471 284 598 641

Platycaria strobilacea – KNOLLENPLATIKARIYA – 349 893 317 384 518

Acacia catechu – AKAZIE GEKETTET (PERLSCHNURARTIG) – 294 318 214 016 718

Chamaerops excelsa – ZWERGPALME – 418 471 319 694 518

Acanthopanax ricinifolium – STACHELKRAFTWURZ ZANGENFÖRMIG – 498 713 214 461 847

Eupatorium sp. – WASSERDOST – 598 318 317 478 491

Acanthopanax spinosum – STACHELKRAFTWURZ DORNIG – 234 718 206 514 281

Garcinia morella – GARCINIYA – 481 478 894 847 898

Agave chinensis – AGAVE CHINESISCH – 219 367 891 497 218

Polygonum bistorta – SCHLANGENKNÖTERICH – 593 498 718 649 319

Achryanthes bidentata – SOLOMOBLÜTE – 491 264 798 471 264

Polygonum filiforme – KNÖTERICH FADENARTIG – 549 671 894 712 319

Platycodon grandiflorum – GROßBLÜTIGE BALLONGLOCKE – 528 317 498 671 218

Adenophora, codonopsic, platycodon, wahlenbergia – GLOCKENBLUME BLAU – 319 647 894 319 847

Clausena wampi – CLAUSENA – 481 219 648 549 171
Garcinia morella – GARCINIYA – 481 478 894 847 898
Digitalis sp. – FINGERHUT – 891 498 719 647 891
Acanthopanax spinosum – STACHELKRAFTWURZ DORNIG –
234 718 206 514 281
Kyllingia monocephala – EINKÖPFIGE KYLLINGIA –
319 648 714 498 841
Phaseolus mungo – SAATWICKE – 518 471 489 671 481
Saraca indica – SARACA INDISCH – 368 495 548 671 218
Stillingia sebifera – ÖLBAUM – 475 694 381 479 851
Tussilago farfara – HUFLATTICH – 349 648 739 841 541

Pollia japonica – POLLIYA JAPANISCH – 217 478 489 671 841
Alocasia machroriza – ALOKASIYA – 498 719 649 712 894
Cinnamomum cassia – ZIMT (KASSIAZIMT) –
414 864 519 648 716
Artemisia vulgaris – BEIFUß – 648 541 219 364 591
Atropa sp. – WOLFSWUT – 394 548 391 749 819
Aster trinervius – ASTER GEDREIT – 849 516 317 854 378
Angelica decursiva – ENGELWURZ FALLNED –
519 364 819 574 981

Polygala reinii – KREUZBLUME – 549 218 317 641 481
Amaranthus sp. – AMARANT – 498 712 894 164 719
Chimonanthus fragrans – CHINESISCHE WINTERBLÜTE –
198 541 294 316 518
Balanophera – BALANOPHERA – 498 714 219 648 516
Arctium lappa – KLETTE – 519 471 218 314 217

Cecrodendron fortunatum – CEKRODENDRON –
218 531 491 647 819

Argemone mexicana – MOHN STACHELIG –
918 514 319 417 218

Scaphium scaphigerum – SCHIFFCHEN – 394 498 678 841 541

Punica granatum – GRANATBAUM – 193 648 714 845 648

Narcissus tazetta – NARZISSE BLÜTENREICH –
518 481 485 671 841

Nepeta glechoma – KATZENMINZE – 514 478 671 498 841

Polygala sibirica – KREUZBLUME SIBIRISCH –
398 691 795 541 841

Abutilon indicum – SCHÖNMALVE INDISCH –
219 814 318 512 821

Achillea sibirica – SCHAFGARBE SIBIRISCH –
948 571 394 467 894

Chenopodium album – GÄNSEFUß – 416 489 518 748 541

Psoralea corylifolia – PSORALEYA – 548 691 781 498 417

Raphanus sativus – RADISCHEN – 478 691 741 895 498

Nardostachys jatamansi – INDISCHE NARDE –
319 498 671 497 841

Nandina domestica – ZIMMERHIMMELSBAMBUS –
318 497 314 851 617

Osmunda regalis – KÖNIGSFARN – 314 489 617 814 818

Orithia edulis (tulipa graminifolia) – TULPE SCHMALBLÄTTRIG
– 318 694 798 854 641

Hypericum chinense – GOLDRUTENKRAUT CHINESISCH –
519 497 485 648 741

Prunus armeniaca – APRIKOSE – 498 894 713 518 817

Polygonatum canaliculatum – WEIßWURZ GEKEHLT –
549 851 318 649 718

Acacia catechu – AKAZIE GEKETTET (PERLSCHNURARTIG) –
294 318 214 016 718

Viburnum dilatatum – SCHNEEBALLSTRAUCH
BREITBLÄTTRIG – 394 897 398 641 741

Acanthopanax ricinifolium – STACHELKRAFTWURZ
ZANGENFÖRMIG – 498 713 214 461 847

Vincetoxicum purpurascens – SCHWALBENWURZ –
549 647 391 848 491

Aceranthus sagittatus – ACERANTHUS PFEILFÖRMIG –
494 871 394 857 498

Barkhausia repens – BARKCHAUSIYA KRIECHEND –
594 471 894 421 671

Polygonatum officinale – WENIGBLÜTIGER WEIßWURZ –
598 497 319 697 841

Kochia scoparia – BESENKRAUT – 316 497 894 715 841

Polygonum filiforme – KNÖTERICH FADENARTIG –
549 671 894 712 319

Hydropyrum latifolium – REISGRAS – 593 497 894 697 498

Hypoxis aurea – ALETRIS – 549 891 649 894 718

Polygonum amphibium – WASSERKNÖTERICH –
391 497 894 649 798

Platycaria strobilacea – KNOLLENPLATIKARIYA –
349 893 317 384 518

Polygonum flaccidum – KNÖTERICH HÄNGEND -
549 491 718 641 841

Lycium chinense – BOCKSDORN CHINESISCH –
548 647 841 678 841

Atractylis sp. – ATRAKTILIS – 481 564 917 854 219

Alocasia machroriza – ALOKASIYA – 498 719 649 712 894

Polygonum aviculare – VOGELKNÖTERICH –
512 647 319 218 419

Aceranthus sagittatus – ACERANTHUS PFEILFÖRMIG –
494 871 394 857 498

Cinnamomum cassia – ZIMT (KASSIAZIMT) –
414 864 519 648 716

Rheum officinale – RHABARBER MEDIZINISCH –
519 649 715 648 718

Linum perenne – LEIN MEHRJÄHRIG – 549 478 214 648 714

Oxalis corniculata – SAUERKLEE HORNFÖRMIG –
514 897 319 649 718

Nandina domestica – ZIMMERHIMMELSBAMBUS –
318 497 314 851 617

Populus tremula – ZITTERPAPPEL – 549 471 898 671 319

Acanthopanax spinosum – STACHELKRAFTWURZ DORNIG –
234 718 206 514 281

Acacia catechu – AKAZIE GEKETTET (PERLSCHNURARTIG) –
294 318 214 016 718

Akebia quinata – AKEBIE – 348 514 471 189 894

Polygonum bistorta – SCHLANGENKNÖTERICH –
593 498 718 649 319

Arisaema ringens – ARONSTAB GEÖFFNET –
318 491 598 647 895

Algae – SEEALGEN – 498 641 718 491 845

Asarum forbesi – HASELWURZ – 894 316 719 518 516

Allium odorum – KNOLLENZWIEBEL – 514 217 298 491 481

Artemisia vulgaris – BEIFUß – 648 541 219 364 591

Alliaria wasahi – KNOBLAUCHKRÖTE – 318 419 854 671 814

Abutilon indicum – SCHÖNMALVE INDISCH –
219 814 318 512 821

Chrysanthemum sinense – CHRYSANTHEME CHINESISCH –
594 164 819 317 549

Maba ebenos – EBENHOLZBAUM – 349 648 718 745 841

Spondias amara – SCHLEHPFLAUME – 539 647 895 854 817

Polygonum blumei – KNÖTERICH BLÜHEND –
493 518 714 821 498

Abutilon indicum – SCHÖNMALVE INDISCH –
219 814 318 512 821

Agave chinensis – GAGVE CHINESISCH – 219 367 891 497 218

Cichorium sp. – WEGWARTE – 149 514 218 549 617

Cyperus sp. – ZYPERGRAS – 214 498 719 491 819

Areca catechu – KATECHU-PALME – 314 813 219 479 816

Rhododendron metternichii (R. fortunei) – RHODODENDRON
METTERNICH – 316 894 897 898 491

Oxalis corniculata – SAUERKLEE HORNFÖRMIG –
514 897 319 649 718

Polygonum chinense – KNÖTERICH CHINESISCH –
648 317 398 798 491

Mercurialis leiocarpa – BINGELKRAUT – 319 845 718 671 491

Melia azedarach (M. toosendan) – YASENKA –
314 781 671 498 841

Psoralea corylifolia – PSORALEYA – 548 691 781 498 417

Asclepias sp. – SCHWALBENWURZ – 218 561 319 891 516

Begonia discolor (B. evansiana) – SCHIEFBLATT –
394 891 519 748 516

Polygonum cuspidatum – KNÖTERICH ZUGESPITZT –
368 491 317 894 818

Achillea sibirica – SCHAFGARBE SIBIRISCH –
948 571 394 467 894

Adenophora, codonopsic, platycodon, wahlenbergia –
GLOCKENBLUME BLAU – 319 647 894 319 847

Abrus precatorius – PATERNOSTERERBSE –
894 328 719 818 498

Aglaia odorata – DUFTAGLAYA – 498 317 219 841 264

Arisaema japonicum – ARONSTAB ZACKIG –
491 216 217 319 218

Cichorium sp. – WEGWARTE – 149 514 218 549 617

Rheum officinale – RHABARBER MEDIZINISCH –
519 649 715 648 718

Mandragora – MANDRAGORE – 389 649 718 671 218
Ophiopogon spicatus – OPHIOPOGON – 314 648 748 851 841
Gynocardia odorata – DUFTENDE GYNOCARDIE –
498 719 734 814 818

Polygonum filiforme – KNÖTERICH FADENARTIG –
549 671 894 712 319
Abrus precatorius – PATERNOSTERERBSE –
894 328 719 818 498
Aglaia odorata – DUFTAGLAYA – 498 317 219 841 264
Scaphium scaphigerum – SCHIFFCHEN – 394 498 678 841 541
Rhus succedanea – ESSIGBAUM VIKARIIEREND –
364 381 385 149 718
Mylitta lapidescens – MILITTHA STEINARTIG –
514 489 618 497 814
Kyllingia monocephala – EINKÖPFIGE KYLLINGIA –
319 648 714 498 841
Lycium chinense – BOCKSDORN CHINESISCH –
548 647 841 678 841
Nandina domestica – ZIMMERHIMMELSBAMBUS –
318 497 314 851 617
Narcissus tazetta – NARZISSE BLÜTENREICH –
518 481 485 671 841

Polygonum flaccidum – KNÖTERICH HÄNGEND -
549 491 718 641 841
Plantago major – WEGERICH GROß – 548 317 949 897 319
Astragalus hoangtchy – WIRBELKRAUT – 518 491 217 516 298

Argemone mexicana – MOHN STACHELIG –
918 514 319 417 218

Abutilon indicum – SCHÖNMALVE INDISCH –
219 814 318 512 821

Chenopodium album – GÄNSEFUß – 416 489 518 748 541

Lycium chinense – BOCKSDORN CHINESISCH –
548 647 841 678 841

Prunus mume – BACKPFLAUME – 518 617 314 851 489

Narcissus tazetta – NARZISSE BLÜTENREICH –
518 481 485 671 841

Maba ebenos – EBENHOLZBAUM – 349 648 718 745 841

Polygonum japonicum – KNÖTERICH JAPANISCH –
318 496 368 741 845

Acacia catechu – AKAZIE GEKETTET (PERLSCHNURARTIG) –
294 318 214 016 718

Aglaia odorata – DUFTAGLAYA – 498 317 219 841 264

Begonia discolor (B. evansiana) – SCHIEFBLATT –
394 891 519 748 516

Psoralea corylifolia – PSORALEYA – 548 691 781 498 417

Selinum sp. – SILGE – 691 895 371 694 891

Polygonum lapathifolium – KNÖTERICH BEHAART –
319 489 714 671 894

Metaplexis stauntonii – METAPLEXIS – 471 498 671 894 491

Nandina domestica – ZIMMERHIMMELSBAMBUS –
318 497 314 851 617

Allium odorum – KNOLLENZWIEBEL – 514 217 298 491 481

© Г. П. Грабовой, 1998

Acacia catechu – AKAZIE GEKETTET (PERLSCHNURARTIG) –
294 318 214 016 718

Anemone cernua – ANEMONE – 513 471 216 891 549

Glycyrrhiza – SÜßHOLZ – 548 498 714 648 718

Torreya nucifera – TORREYE – 513 648 794 851 641

Symplocos prunifolia – BERGALUMEN – 534 648 497 898 648

Zizyphus vulgaris – CHINESISCHE JUJUBE ECHT –
316 718 319 649 748

Potentilla cryptotaenia – FINGERKRAUT „WOLFSZAHN" –
316 498 718 451 481

Pachyrhizus thunbergianus – PACHIRISUS TUNBERG –
549 648 749 751 318

Polygonum multiflorum – KNÖTERICH BLÜTENREICH –
316 498 718 491 818

Amber – BERNSTEIN – 498 671 894 672 728

Artemisia apiacea – BEIFUß BIRNENFÖRMIG –
514 317 218 491 516

Achillea sibirica – SCHAFGARBE SIBIRISCH –
948 571 394 467 894

Asarum forbesi – HASELWURZ – 894 316 719 518 516

Astragalus hoangtchy – WIRBELKRAUT – 518 491 217 516 298

Polygonum orientale – KNÖTERICH ORIENTALISCH –
316 518 314 895 514

Shorea robusta – SALBAUM – 368 491 518 531 841

Astragalus hoangtchy – WIRBELKRAUT – 518 491 217 516 298

Smilax pseudo-china – STECHWINDE PSEUDOCHINESISCH –
319 498 789 649 718

Spondias dulcis – GOLDPFLAUME – 475 847 398 671 219

Symplocos prunifolia – BERGALUMEN – 534 648 497 898 648

Tussilago farfara – HUFLATTICH – 349 648 739 841 541

Vitis bryoniaefolia – WEINTRAUBEN WILD –
345 648 791 849 841

Zizyphus vulgaris – CHINESISCHE JUJUBE ECHT –
316 718 319 649 748

Polygonum tinctorium – FÄRBERKNÖTERICH –
316 498 381 451 719

Prunus japonica – KIRSCHE JAPANISCH – 594 314 818 593 841

Osmunda regalis – KÖNIGSFARN – 314 489 617 814 818

Imperata arundinacea – ROHRIMPERATA –
498 064 371 294 491

Gleditschia chinensis – HONIGERBSE CHINESISCH –
519 498 719 819 818

Chrysanthemum coronarium – GÄNSEBLUME –
814 948 518 471 218

Chavica betel – BETEL – 318 471 219 648 517

Bombax malabaricum – BOMBAX – 319 348 549 671 489

Caesalpinia sp. C. minax – VOGELSTRAUCH –
194 897 398 549 671

Abutilon indicum – SCHÖNMALVE INDISCH –
219 814 318 512 821

Amygdalus communis – SÜßMANDEL – 498 713 519 481 214

Polygonum sp. – KNÖTERICH – 542 478 649 712 891

Acacia catechu – AKAZIE GEKETTET (PERLSCHNURARTIG) –
294 318 214 016 718

Artemisia apiacea – BEIFUß BIRNENFÖRMIG –
514 317 218 491 516

Artemisia vulgaris – BEIFUß – 648 541 219 364 591

Polypodium barometz – ZUNGENTÜPFELFARN –
319 649 851 451 848

Lindera tzumu – LINDERA TSUMY – 318 471 749 894 518

Rhododendron metternichii (R. fortunei) – RHODODENDRON
METTERNICH – 316 894 897 898 491

Lycium chinense – BOCKSDORN CHINESISCH –
548 647 841 678 841

Punica granatum – GRANATBAUM – 193 648 714 845 648

Sedum erythrostictum – MAUERPFEFFER ROT –
374 893 498 671 841

Polypodium fortunei – FARN FORTUNES –319 467 894 714 819

Abutilon indicum – SCHÖNMALVE INDISCH –
219 814 318 512 821

Cassia mimosoides – WESTGEWÜRZRINDE –
594 318 497 584 547

Acanthopanax ricinifolium – STACHELKRAFTWURZ
ZANGENFÖRMIG – 498 713 214 461 847

Cichorium sp. – WEGWARTE – 149 514 218 549 617

Achillea sibirica – SCHAFGARBE SIBIRISCH –
948 571 394 467 894

Citrullus vulgaris – WASSERMELONE – 948 547 219 649 517
Artocarpus integerifolia – BROTBAUM – 513 849 316 718 516
Begonia discolor (B. evansiana) – SCHIEFBLATT –
394 891 519 748 516
Amber – BERNSTEIN – 498 671 894 672 728
Polygonum flaccidum – KNÖTERICH HÄNGEND -
549 491 718 641 841

Polypodium lingua – ZUNGENTÜPFELFARN –
691 497 895 684 319
Abrus precatorius – WASSERMELONE – 894 328 719 818 498
Arisaema ringens – ARONSTAB GEÖFFNET –
318 491 598 647 895
Corydalis incisa – HOHLWURZ GESCHNITTEN –
491 898 714 618 719
Cinnamomum cassia – ZIMT (KASSIAZIMT) –
414 864 519 648 716
Kochia scoparia – BESENKRAUT – 316 497 894 715 841
Acanthopanax ricinifolium – STACHELKRAFTWURZ
ZANGENFÖRMIG – 498 713 214 461 847
Crinum sinensis – HAKENLILIE – 519 891 498 317 581

Populus alba – SILBERPAPPEL – 549 317 849 649 781
Citrullus vulgaris – WASSERMELONE – 948 547 219 649 517
Apium graveolens – SELLERIE – 514 812 318 417 819
Cyperus sp. – ZAPERGRAS – 214 498 719 491 819
Artemisia stelleriana vesiculosa – BEIFUß BLASENARTIG –
316 847 219 548 314

© Г. П. Грабовой, 1998

Populus balsamifera – BALSAMPAPPEL –314 818 617 498 841

Abrus precatorius – WASSERMELONE – 894 328 719 818 498

Artemisia stelleriana vesiculosa – BEIFUß BLASENARTIG –
316 847 219 548 314

Chenopodium album – GÄNSEFUß – 416 489 518 748 541

Arisaema japonicum – ARONSTAB ZACKIG –
491 216 217 319 218

Citrullus vulgaris – WASSERMELONE – 948 547 219 649 517

Psoralea corylifolia – PSORALEYA – 548 691 781 498 417

Scutellaria macrantha – HELMKRAUT – 381 492 548 831 214

Saraca indica – SARACA INDISCH – 368 495 548 671 218

Nardostachys jatamansi – INDISCHE NARDE –
319 498 671 497 841

Populus tremula – ZITTERPAPPEL – 549 471 898 671 319

Abrus precatorius – WASERMELONE – 894 328 719 818 498

Artemisia stelleriana vesiculosa – BEIFUß BLASENARTIG –
316 847 219 548 314

Chenopodium album – GÄNSEFUß – 416 489 518 748 541

Achryanthes bidentata – SOLOMOBLÜTE – 491 264 798 471 264

Corchorus pyriformis (capsularis) – JUTE – 593 491 894 719 498

Cinnamomum cassia – ZIMT (KASSIAZIMT) –
414 864 519 648 716

Porphyra coccinea – PORPHYR SCHARLACHROT –
754 478 699 197 841

Acacia catechu – AKAZIE GEKETTET (PERLSCHNURARTIG) –
294 318 214 016 718

Artemisia apiacea – BEIFUß BIRNENFÖRMIG –
514 317 218 491 516

Bignonia grandiflora – BIGNONIYA – 814 917 219 498 516

Artocarpus integerifolia – BROTBAUM – 513 849 316 718 516

Blumea balsamifera – KAMPFERBLUMEYA –
319 471 284 598 641

Portulacca oleracea – BÜRZELKOHL – 549 713 894 671 841

Seseli libanotis – BERGFENCHEL – 519 714 895 698 741

Oenanthe stolonifera – PFERDESAAT – 314 318 718 419 481

Spondias amara – SCHLEHPFLAUME – 539 647 895 854 817

Symplocos prunifolia – BERGALUMEN – 534 648 497 898 648

Arisaema japonicum – ARONSTAB ZACKIG –
491 216 217 319 218

Carpesium abrotan oides – ERDKOHL – 514 981 319 479 816

Kochia scoparia – BESENKRAUT – 316 497 894 715 841

Nandina domestica – ZIMMERHIMMELSBAMBUS –
318 497 314 851 617

Argemone mexicana – MOHN STACHELIG –
918 514 319 417 218

Bombax malabaricum – BOMBAX – 319 348 549 671 489

Hibiscus rosasinensis – HIBISCUS "CHINESICHE ROSE" –
319 481 489 317 481

Potamogeton – LAICHKRAUT – 364 841 851 849 016

Aspidium falcatum – HOLZFARN – 364 517 218 474 519

Acanthopanax spinosum – STACHELKRAFTWURZ DORNIG –
234 718 206 514 281

© Г. П. Грабовой, 1998

Agave chinensis – AGAVE CHINESISCH – 219 367 891 497 218

Aster fastigiatus – ASTER HOCH – 314 854 319 478 916

Narcissus tazetta – NARZISSE BLÜTENREICH –
518 481 485 671 841

Incarvillea sinensis – INKARVILLEYA CHINESISCH –
519 497 894 648 741

Inula chinensis – ALANT CHINESISCH – 519 649 849 718 491

Mosla punctata – MOSLA GEPUNKTET – 381 689 497 841 841

Potentilla cryptotaenia – FINGERKRAUT „WOLFSZAHN" –
316 498 718 451 481

Acacia catechu – AKAZIE GEKETTET (PERLSCHNURARTIG) –
294 318 214 016 718

Agave chinensis – AGAVE CHINESISCH – 219 367 891 497 218

Atractylis sp. – ATRAKTILIS – 481 564 917 854 219

Arisaema ringens – ARONSTRAB GEÖFFNET –
318 491 598 647 895

Benincasa cerifera – KÜRBIS INDISCH – 319 548 849 671 498

Alpinia globosum – GALANGITWURZEL – 219 491 718 491 219

Angelica decursiva – ENGELWURZ FALLEND –
519 364 819 574 981

Cinnamomum cassia – ZIMT (KASSIAZIMT) –
414 864 519 648 716

Potentilla discolor – FINGERKRAUT BLAß –
581 493 316 548 314

Abrus precatorius – WASSERMELONE – 894 328 719 818 498

Agave chinensis – AGAVE CHINESISCH – 219 367 891 497 218

Monochoria vaginalis – MONOCHORIYA – 471 648 549 841 518

Pterocarpus santalinus – PTEROKARPUS – 549 647 891 495 641

Asarum forbesi – HASELWURZ – 894 316 719 518 516

Nardostachys jatamansi – INDISCHE NARDE –
319 498 671 497 841

Bletia hyacinthina – BERGORCHIDEE – 478 416 318 498 714

Blumea balsamifera – KAMPFERBLUMEYA –
319 471 284 598 641

Lycium chinense – BOCKSDORN CHINESISCH –
548 647 841 678 841

Poterium officinale – SCHWARZKÖPFCHEN MEDIZINISDCH –
314 851 316 498 814

Imperata arundinacea – ROHRIMPERATA –
498 064 371 294 491

Narcissus tazetta – NARZISSE BLÜTENREICH –
518 481 485 671 841

Capsella bursa pastoris – HIRTENTÄSCHEL –
498 718 319 481 514

Prunus armeniaca – APRIKOSE – 498 894 713 518 817

Luffa cylindrica – SCHWAMMKÜRBIS ZYLINDRISCH –
549 647 498 754 191

Polygonum filiforme – KNÖTERICH FADENARTIG –
549 671 894 712 319

Astragalus hoangtchy – WIRBELKRAUT – 518 491 217 516 298

Sedum erythrostictum – MAUERPFEFFER ROT –
374 893 498 671 841

Hydropyrum latifolium – REISGRAS – 593 497 894 697 498

Illicum anisatum – STERNANIS – 498 471 519 697 894

Prunus communis (Amygdala communis) – MANDEL –
316 318 419 817 318

Acanthopanax ricinifolium – STACHELKRAFTWURZ ZANGENFÖRMIG – 498 713 214 461 847

Diervilla versicolor (weigela japonica) – WEIGELIEN JAPANISCH – 549 781 496 719 814

Linum perenne – LEIN MEHRJÄHRIG – 549 478 214 648 714

Poterium officinale – SCHWARZKÖPFCHEN MEDIZINISDCH –
314 851 316 498 814

Linum sativum – SAATLEIN – 316 498 598 491 471

Pterocarpus santalinus – PTEROKARPUS – 549 647 891 495 641

Rhododendron metternichii (R. fortunei) – RHODODENDRON METTERNICH – 316 894 897 898 491

Sedum erythrostictum – MAUERPFEFFER ROT –
374 893 498 671 841

Typha orientalis – ROHRKOLBEN ORIENTALISCH –
317 648 594 578 491

Vicia hirsuta – RIEDHAAR – 648 749 319 841 815

Prunus japonica – KIRSCHE JAPANISCH – 594 314 818 593 841

Begonia discolor (B. evansiana) – SCHIEFBLATT –
394 891 519 748 516

Acorus sp. – MOORKALMUS – 249 718 497 148 216

Anemone cernua – ANEMONE – 513 471 216 891 549

Viburnum dilatatum – SCHNEEBALLSTRAUCH BREITBLÄTTRIG – 394 897 398 641 741

Arisaema japonicum – ARONSTAB ZACKIG – 491 216 217 319 218

Chrysanthemum coronarium – GÄNSEBLUME – 814 948 518 471 218

Prunus mume – BACKPFLAUME – 518 617 314 851 489

Coptis teeta – GOLDFADEN – 219 471 421 681 719

Coriandrum sativum – GARTENKORIANDER – 491 478 641 718 419

Pterocarpus santalinus – PTEROKARPUS – 549 647 891 495 641

Hibiscus rosasinensis – HIBISCUS «CHINESISCHE ROSE» – 319 481 489 317 481

Punica granatum – GRANATBAUM – 193 648 714 845 648

Vitex cannabifolia – MÖNCHSPFEFFER – 749 648 731 894 741

Prunus persica – PFIRSICH– 498 471 318 649 517

Lycium chinense – BOCKSDORN CHINESISCH – 548 647 841 678 841

Dioscorea – YAMSWURZEL – 319 497 894 617 849

Rhamnus chlorophorus – KREUZDORN GRÜN – 549 647 319 895 617

Aster trinervius – ASTER GEDREIT – 849 516 317 854 378

© Г. П. Грабовой, 1998

Prunus pseudo-cerasus – KIRSCHE CHINESISCH –
316 498 719 894 894

Incarvillea sinensis – INKARVILLEYA CHINESISCH –
519 497 894 648 741

Linum perenne – LEIN MEHRJÄHRIG – 549 478 214 648 714

Rhus semialata – ESSIGBAUM – 348 749 314 518 617

Zizyphus sp. – CHINESISCHE JUJUBE – 317 498 648 749 841

Vitis corniculata – WEINTRAUBEN GEHÖRNT –
549 648 749 698 741

Acanthopanax ricinifolium – STACHELKRAFTWURZ ZANGENFÖRMIG – 498 713 214 461 847

Ficus pumila – KLETTER-FEIGE – 491 478 894 471 891

Fraxinus pubinervus – ESCHE BEHAART – 319 481 318 498 718

Prunus spinulosa – KIRSCHE STACHELIG –
591 497 894 451 218

Mosla punctata – MOSLA GEPUNKTET – 381 689 497 841 841

Nyctanthes arbor tristis – TRAUERBAUM – 548 491 718 649 541

Stillingia sebifera – ÖLBAUM – 475 694 381 479 851

Ixora stricta – IXORA AUFRECHT – 549 648 749 798 549

Hydropyrum latifolium – REISGRAS – 593 497 894 697 498

Dolichos cultratus – HELMBOHNE SCHNEIDENFÖRMIG –
319 648 781 745 489

Gleditschia chinensis – HONIGERBSE CHINESISCH –
519 498 719 819 818

Prunus triflora (P. domestica) – PFLAUME ORIENTALISCH –
594 647 784 891 498

Alocasia machroriza – ALOKASIYA – 498 719 649 712 894

Agave chinensis – AGAVE CHINESISCH – 219 367 891 497 218

Cinchona – STRYCHNINBAUM – 514 891 218 496 149

Monochoria vaginalis – MONOCHORIYA – 471 648 549 841 518

Psoralea corylifolia – PSORALEYA – 548 691 781 498 417

Mandragora – MANDRAGORE – 389 649 718 671 218

Rhus semialata – ESSIGBAUM – 348 749 314 518 617

Adenophora, codonopsic, platycodon, wahlenbergia –
GLOCKENBLUME BLAU – 319 647 894 319 847

Hydropyrum latifolium – REISGRAS – 593 497 894 697 498

Mosla punctata – MOSLA GEPUNKTET – 381 689 497 841 841

Potamogeton – LAICHKRAUT – 364 841 851 849 016

Ficus pumila – KLETTER-FEIGE – 491 478 894 471 891

Stillingia sebifera – ÖLBAUM – 475 694 381 479 851

Pterocarpus santalinus – PTEROKARPUS – 549 647 891 495 641

Myristica moschata – MANDELNUSS – 314 818 617 849 841

Macroclinidium verticillatum – MAKROKLINIDIUM –
314 478 641 841 848

Mandragora – MANDRAGORE – 389 649 718 671 218

Ranunculus sp. – BUTTERBLUME – 594 319 848 719 016

Rhus semialata – ESSIGBAUM – 348 749 314 518 617

Thermopsis fabacea – TERMOPSIS – 549 697 318 597 491

Spondias dulcis – GOLDPFLAUME – 475 847 398 671 219

Pterocarya stenoptera – FLÜGELNUSS – 495 674 891 854 871

Acacia catechu – AKAZIE GEKETTET (PERLSCHNURARTIG) –
294 318 214 016 718

Agave chinensis – AGAVE CHINESISCH – 219 367 891 497 218

Amomum xanthoides – KARDAMON GELB –
519 248 714 217 491

Bletia hyacinthina – BERGORCHIDEE – 478 416 318 498 714

Blumea balsamifera – KAMPFERBLUMEYA –
319 471 284 598 641

Cupressus – ZYPRESSE – 948 714 818 918 947

Punica granatum – GRANATBAUM – 193 648 714 845 648

Kochia scoparia – BESENKRAUT – 316 497 894 715 841

Prunus armeniaca – APRIKOSE – 498 894 713 518 817

Poterium officinale – SCHWARZKÖPFCHEN MEDIZINISDCH –
314 851 316 498 814

Setaria italica – SETARIYA "KOLBENHIRSE" –
364 895 378 648 718

Pycnostelma chinensis – PIKNOSTELMA CHINESISCH –
649 784 549 671 845

Acacia catechu – AKAZIE GEKETTET (PERLSCHNURARTIG) –
294 318 214 016 718

Agave chinensis – AGAVE CHINESISCH – 219 367 891 497 218

Cinnamomum cassia – ZIMT (KASSIAZIMT) –
414 864 519 648 716

Nardostachys jatamansi – INDISCHE NARDE –
319 498 671 497 841

Viburnum dilatatum – SCHNEEBALLSTRAUCH
BREITBLÄTTRIG – 394 897 398 641 741

Rhamnus chlorophorus – KREUZDORN GRÜN –
549 647 319 895 617

Pyrola rotundifolia – BIRNKRAUT RUNDBLÄTTRIG –
319 649 748 751 849

Acacia catechu – AKAZIE GEKETTET (PERLSCHNURARTIG) –
294 318 214 016 718

Berberis thunbergii – BERBERITZE THUNBERG –
319 471 218 519 641

Pyrus baccata – BIRNE WILD – 394 785 649 894 718

Acanthopanax ricinifolium – STACHELKRAFTWURZ
ZANGENFÖRMIG – 498 713 214 461 847

Agave chinensis – AGAVE CHINESISCH – 219 367 891 497 218

Aster trinervius – ASTER GEDREIT – 849 516 317 854 378

Alliaria wasahi – KNOBLAUCHKRÖTE – 318 419 854 671 814

Allium odorum – KNOLLENZWIEBEL – 514 217 298 491 481

Polygonum tinctorium – FÄRBERKNÖTERICH –
316 498 381 451 719

Rheum officinale – RHABARBER MEDIZINISCH –
519 649 715 648 718

Kyllingia monocephala – EINKÖPFIGE KYLLINGIA –
319 648 714 498 841

Arisaema ringens – ARONSTAB GEÖFFNET –
318 491 598 647 895

Oenanthe stolonifera – PFERDESAAT – 314 318 718 419 481

Pyrus malus – BIRNENAPFELBAUM – 594 678 491 895 648

Acanthopanax ricinifolium – STACHELKRAFTWURZ ZANGENFÖRMIG – 498 713 214 461 847

Akebia quinata – AKEBIE – 348 514 471 189 894

Amber – BERNSTEIN – 498 671 894 672 728

Cinnamomum cassia – ZIMT (KASSIAZIMT) –
414 864 519 648 716

Arisaema japonicum – ARONSTAB ZACKIG –
491 216 217 319 218

Coix lacrima – HIOBSTRÄNE – 198 714 217 842 614

Corchorus pyriformis (capsularis) – JUTE – 593 491 894 719 498

Adiantum – FRAUENHAARFARN – 319 498 714 671 891

Amygdalus communis – MANDEL SÜß – 498 713 519 481 214

Lactuca sp. – GARTENSALAT – 318 498 478 647 845

Pyrus sinensis – CHINESISCHE BIRNE – 594 748 531 674 841

Acanthopanax ricinifolium – STACHELKRAFTWURZ ZANGENFÖRMIG – 498 713 214 461 847

Allium sativum – KNOBLAUCH – 214 893 518 617 881

Lactuca sp. – GARTENSALAT – 318 498 478 647 845

Agave chinensis – AGAVE CHINESISCH – 219 367 891 497 218

Chenopodium album – GÄNSEFUß – 416 489 518 748 541

Aglaia odorata – DUFTAGLAYA – 498 317 219 841 264

Citrullus vulgaris – WASSERMELONE – 948 547 219 649 517

Lycium chinense – BOCKSDORN CHINESISCH –
548 647 841 678 841

Ryrus cathayensic (cydonia sinensis) – QUITTE –
364 784 895 671 491

Achryanthes bidentata – SOLOMOBLÜTE – 491 264 798 471 264

Aesculus chinensis – ROßKASTANIE CHINESISCH –
319 847 219 164 891

Alisma plantago – FROSCHKRAUT WEGERICH –
319 478 219 612 814

Alpinia globosum – GALANGITWURZEL – 219 491 718 491 219

Quercus sp. – EICHE – 319 674 845 419 891

Abrus precatorius – PATERNOSTERERBSE –
894 328 719 818 498

Agave chinensis – CHINESISCHE AGAVE– 219 367 891 497 218

Allium ascalonicum – SCHALOTTE – 498 371 491 864 217

Adenophora, codonopsic, platycodon, wahlenbergia –
GLOCKENBLUME HELLBLAU – 319 647 894 319 847

Amomum amarum – SCHWARZER KARDAMOM –
519 674 898 191 518

Cinnamomum cassia – ZIMT (KASSIAZIMT) –
414 864 519 648 716

Arisaema japonicum – ARONSTAB GEZACKT–
491 216 217 319 218

Chrysanthemum coronarium – GÄNSEBLÜMCHEN –
814 948 518 471 218

Cinchona – FIEBERRINDE – 514 891 218 496 149

Ranunculus acris – SCHARFER HAHNENFUß –
314 849 875 841 641

Quisqualis indica – INDISCHE SCHNEIDERBEERE –
531 498 749 894 817
Kerria japonica – JAPANISCHE KERRIE – 519 617 498 897 491
Vitex cannabifolia – ABRAHAMSBAUM – 749 648 731 894 741
Oxalis corniculata – GEHÖRNTER SAUERKLEE–
514 897 319 649 718
Asarum forbesi – HASELWURZ – 894 316 719 518 516
Allium odorum – CHINESISCHER LAUCH–
514 217 298 491 481
Pyrus baccata – WILDER BIRNBAUM – 394 785 649 894 718
Plantago major – GROßER WEGERICH – 548 317 949 897 319
Narcissus tazetta – BÜTENREICHE NARZISSE –
518 481 485 671 841
Incarvillea sinensis – CHINESISCHE GARTENGLOXINIE –
519 497 894 648 741

Ranunculus acris – SCHARFER HAHNENFUß –
314 849 875 841 641
Dioscorea – YAMSWURZEL – 319 497 894 617 849
Stillingia sebifera – ÖLBAUM – 475 694 381 479 851
Allium odorum – KNOLLENLAUCH – 514 217 298 491 481
Acacia catechu – GERBER-AKAZIE, BETELAKAZIE –
294 318 214 016 718
Aglaia odorata – DUFTENDE AGLAIA – 498 317 219 841 264
Akebia quinata – AKEBIE – 348 514 471 189 894

Ranunculus scleratus – GITF-HAHNENFUß–
314 895 647 891 497

Achillea sibirica – SCHAFGARBE SIBIRISCH –
948 571 394 467 894

Adenophora, codonopsic, platycodon, wahlenbergia –
GLOCKENBLUME HELLBLAU – 319 647 894 319 847

Acer trifidum – DREISPITZ-AHORN – 594 718 316 748 549

Juniperus chinensis – CHINESISCHER WACHOLDER –
318 649 517 849 648

Lactuca sp. – GARTENSALAT– 318 498 478 647 845

Stellaria aquatica – STERNKRAUT – 395 698 754 647 891

Ranunculus sp. – BUTTERBLUME – 594 319 848 719 016

Achillea sibirica – SCHAFGARBE SIBIRISCH –
948 571 394 467 894

Abrus precatorius – PATERNOSTERERBSE– 894 328 719 818 498

Aglaia odorata – DUFTENDE AGLAIA – 498 317 219 841 264

Chrysanthemum coronarium – GÄNSEBLÜMCHEN –
814 948 518 471 218

Acanthopanax spinosum – STACHELKRAFTWURZ DORNIG –
234 718 206 514 281

Blumea balsamifera – BLUMEAKAMPFER – 319 471 284 598 641

Artemisia stelleriana vesiculosa – BEIFUß BLASENFÖRMIG –
316 847 219 548 314

Astragalus hoangtchy – TRAGANT– 518 491 217 516 298

Lindera glauca – LINDERA BLAUGRAU– 549 648 718 319 481

Raphanus sativus – RADIESCHEN – 478 691 741 895 498

Begonia discolor (B. evansiana) – SCHIEFBLATT –
394 891 519 748 516

Cichorium sp. – WEGWARTE – 149 514 218 549 617

Blumea balsamifera – BLUMEAKAMPFER – 319 471 284 598 641

Corydalis ambigua – HOHLWURZ FAUL – 394 712 498 671 948

Berberis thunbergii – THUNBERGS BERBERITZE –
319 471 218 519 641

Benincasa cerifera – INDISCHER KÜRBIS –
319 548 849 671 498

Citrullus vulgaris – MELONE – 948 547 219 649 517

Kerria japonica – JAPANISCHE KERRIE – 519 617 498 897 491

Osmunda regalis – KÖNIGSFARN– 314 489 617 814 818

Polygonatum canaliculatum – WEIßWURZ GEKEHLT–
549 851 318 649 718

Shorea robusta – SALBAUM– 368 491 518 531 841

Rehmannia glutinosa – CHINESISCHER FINGERHUT–
519 674 819 498 801

Agave chinensis – CHINESISCHE AGAVE – 219 367 891 497 218

Benincasa cerifera – INDISCHER KÜRBIS –
319 548 849 671 498

Acorus sp. – KALMUS – 249 718 497 148 216

Artemisia apiacea – BEIFUß BIRNENFÖRMIG –
514 317 218 491 516

Begonia discolor (B. evansiana) – SCHIEFBLATT –
394 891 519 748 516

Amaranthus sp. – AMARANT – 498 712 894 164 719

Osmunda regalis – KÖNIGSFARN – 314 489 617 814 818

Rhus semialata – ESSIGBAUM– 348 749 314 518 617

Viburnum dilatatum – SCHNEEBALLSTRAUCH
BREITBLÄTTRIG – 394 897 398 641 741

Lactuca sp. – GARTENSALAT – 318 498 478 647 845

Aesculus chinensis – ROßKASTANIE CHINESISCH –
319 847 219 164 891

Atropa sp. – WOLFSWUT – 394 548 391 749 819

Acacia catechu – AKAZIE GEKETTET (PERLSCHNURARTIG) –
294 318 214 016 718

Reineckia carnea – ROTE REINECKIA – 384 678 319 498 781

Acanthopanax ricinifolium – STACHELKRAFTWURZ
ZANGENFÖRMIG
– 498 713 214 461 847

Achillea sibirica – SCHAFGARBE SIBIRISCH –
948 571 394 467 894

Aglaia odorata – DUFTENDE AGLAIA – 498 317 219 841 264

Coix lacrima – HIOBSTRÄNE – 198 714 217 842 614

Mangifera indica – MANGOBAUM – 516 319 318 498 014

Punica granatum – GRANATBAUM – 193 648 714 845 648

Viburnum dilatatum – SCHNEEBALLSTRAUCH
BREITBLÄTTRIG – 394 897 398 641 741

Rhododendron metternichii (R. fortunei) – RHODODENDRON
METTERNICH – 316 894 897 898 491

Camphora officinarum (Laurus camphora, Lin. Cinna-momum camphora) – KAMPFERBAUM – 491 548 319 649 716

© Г. П. Грабовой, 1998

Polygonatum officinale – WENIGBLÜTIGER WEIßWURZ –
598 497 319 697 841

Rhamnus chlorophorus – KREUZDORN GRÜN –
549 647 319 895 617

Acacia catechu – AKAZIE GEKETTET (PERLSCHNURARTIG)–
294 318 214 016 718

Camphora officinarum (Laurus camphora, Lin. Cinna-momum camphora) – KAMPFERBAUM – 491 548 319 649 716

Hypericum chinense – CHINESICHES JOHANNISKRAUT –
519 497 485 648 741

Polygonum japonicum – JAPANISCHER KNÖTERICH –
318 496 368 741 845

Smilax sinensis – YAMSWURZEL – 398 497 548 851 641

Sophora japonica – JAPANISCHE SOPHORE–
397 648 545 817 491

Tussilago farfara – HUFLATTICH – 349 648 739 841 541

Symplocos prunifolia – BERGALUMEN – 534 648 497 898 648

Stillingia sebifera – ÖLBAUM – 475 694 381 479 851

Spondias amara – SCHLEHE – 539 647 895 854 817

Kaempferia pundurata – GEWÜRZLILIE– 318 498 714 649 718

Rhamnus japonica – KREUZDORN JAPANISCH –
497 698 318 695 841

Achillea sibirica – SCHAFGARBE SIBIRISCH –
948 571 394 467 894

Adenophora, codonopsic, platycodon, wahlenbergia –
GLOCKENBLUME HELLBLAU – 319 647 894 319 847

© Г. П. Грабовой, 1998

Amomum amarum – SCHWARZER KARDAMOM –
519 674 898 191 518

Argemone mexicana – MOHN STACHELIG –
918 514 319 417 218

Coptis teeta – GOLDFADEN – 219 471 421 681 719

Digitalis sp. – FINGERHUT – 891 498 719 647 891

Inula chinensis – ALANT CHINESISCH – 519 649 849 718 491

Hypoxis aurea – HYPOXIS AUREA – 549 891 649 894 718

Osmunda regalis – KÖNIGSFARN – 314 489 617 814 818

Rhus semialata –ESSIGBAUM– 348 749 314 518 617

Zizyphus sp. – CHINESISCHE JUJUBE – 317 498 648 749 841

Rheum officinale – RHABARBER MEDIZINISCH –
519 649 715 648 718

Acanthopanax ricinifolium – STACHELKRAFTWURZ ZANGENFÖRMIG
– 498 713 214 461 847

Agave chinensis – CHINESISCHE AGAVE – 219 367 891 497 218

Allium scordoprasum – SCHLANGEN-LAUCH–
491 817 894 617 891

Artemisia stelleriana vesiculosa – BEIFUß BLASENFÖRMIG –
316 847 219 548 314

Arisaema japonicum – ARONSTAB ZACKIG –
491 216 217 319 218

Coriandrum sativum – GARTENKORIANDER–
491 478 641 718 419

Crinum sinensis – HAKENLILIE – 519 891 498 317 581

Aquilaria agallocha – ADERHOLZBAUM– 549 712 814 918 517

Bletia hyacinthina – BERGORCHIDEE– 478 416 318 498 714

Arisaema thunbergii – THUNBERGS ARONSTAB–
491 217 984 218 317

Cinnamomum cassia – ZIMTKASSIE – 414 864 519 648 716

Ipomoea batatas – TRICHTERWINDE BATATE -
514 489 718 618 714

Rhododendron indicum – AZALEE (INDISHCER
RHODODENDRON) – 316 894 897 898 491

Achillea sibirica – SCHAFGARBE SIBIRISCH –
948 571 394 467 894

Abrus precatorius – PATERNOSTERERBSE –
894 328 719 818 498

Blumea balsamifera – BLUMEAKAMPFER –
319 471 284 598 641

Bombax malabaricum – BOMBAX– 319 348 549 671 489

Boswellia – WEIHRAUCHPFLANZE – 491 487 519 649 517

Camphora officinarum (Laurus camphora, Lin. Cinna-momum camphora) – KAMPFERBAUM – 491 548 319 649 716

Digitalis sp. – FINGERHUT – 891 498 719 647 891

Inula chinensis – CHINESISCHER ALANT –
519 649 849 718 491

Rhus semialata – ESSIGBAUM – 348 749 314 518 617

Oryza sativa – REIS – 549 678 498 319 814

Osmunda regalis – KÖNIGSFARN – 314 489 617 814 818

Torreya nucifera – TORREYE – 513 648 794 851 641

Rhododendron metternichii (R. fortunei) – RHODODENDRON METTERNICH – 316 894 897 898 491

Achillea sibirica – SCHAFGARBE SIBIRISCH –
948 571 394 467 894

Cassia mimosoides – WESTLICHE KASSIE –
594 318 497 584 547

Adenophora, codonopsic, platycodon, wahlenbergia –
GLOCKENBLUME HELLBLAU – 319 647 894 319 847

Caryophyllus aromaticus – NELKE – 319 714 894 516 718

Inula chinensis – CHINESISCHER ALANT –
519 649 849 718 491

Coriandrum sativum – GARTENKORIANDER –
491 478 641 718 419

Nardostachys jatamansi – INDISCHE NARDE –
319 498 671 497 841

Pyrus baccata – WILDER BIRNBAUM – 394 785 649 894 718

Corydalis ambigua – HOHLWURZ FAUL – 394 712 498 671 948

Coix lacrima – HIOBSTRÄNE – 198 714 217 842 614

Rhus semialata – ESSIGBAUM – 348 749 314 518 617

Acer trifidum – AHORN DREIGETEILT – 594 718 316 748 549

Allium odorum – KNOLLENZWIEBEL – 514 217 298 491 481

Coix lacrima – HIOBSTRÄNE – 198 714 217 842 614

Kyllingia monocephala – EINKÖPFIGE KYLLINGIA –
319 648 714 498 841

Cinnamomum cassia – ZMIT (KASSIAZIMT) –
414 864 519 648 716

Rheum officinale – RHABARBER MEDIZINISCH –
519 649 715 648 718

Tricomanes japonicum – JAPANISCHER FARN –
681 378 549 845 917
Stillingia sebifera – ÖLBAUM – 475 694 381 479 851
Caesalpinia sp. C. minax – CESALPINIE– 194 897 398 549 671
Damnacanthus indicus – INDISCHER DAMNACANTHUS–
219 214 819 061 518
Prunus japonica – JAPANISCHE KIRSCHE –
594 314 818 593 841
Mushrooms – MYZETEN (PILZ) – 519 698 794 851 481

Rhus succedanea – SUMACH SUCCEDANEA–
364 381 385 149 718
Acacia catechu – AKAZIE GEKETTET (PERLSCHNURARTIG) –
294 318 214 016 718
Aglaia odorata – DUFTENDE AGLAIA – 498 317 219 841 264
Conioselinum univittatum – SCHIERLING – 491 478 849 618 918
Cassia mimosoides – WESTLICHE KASSIE – 594 318 497 584 547
Sedum erythrostictum – HOHE FETTHENNE –
374 893 498 671 841
Serissa foetida – JUNISCHNEE – 369 718 384 361 849
Imperata arundinacea – SILBERHAARGRAS –
498 064 371 294 491
Hibiscus rosasinensis – HIBISCUS "CHINA ROSE" –
319 481 489 317 481

Rhus vernicifera – FIRNISBAUM – 314 498 894 871 495
Acacia catechu – AKAZIE GEKETTET (PERLSCHNURARTIG) –
294 318 214 016 718

Benincasa cerifera – INDISCHER KÜRBIS –
319 548 849 671 498

Camphora officinarum (Laurus camphora, Lin. Cinna-momum camphora) – KAMPFERBAUM – 491 548 319 649 716

Artemisia keiskiana – BEIFUß KEISKIANA (DACHFÖRMIG) –
819 491 518 549 617

Cassia mimosoides – WESTLICHE KASSIE –
594 318 497 584 547

Artemisia stelleriana vesiculosa – BEIFUß BLASENFÖRMIG –
316 847 219 548 314

Lactuca sp. – GARTENSALAT – 318 498 478 647 845

Argemone mexicana – MOHN STACHELIG –
918 514 319 417 218

Viburnum dilatatum – SCHNEEBALLSTRAUCH BREITBLÄTTRIG – 394 897 398 641 741

Rhynchosia volubilis – RHYNCHOSIA FLIEßEND –
549 648 745 684 841

Acanthopanax ricinifolium – STACHELKRAFTWURZ ZANGENFÖRMIG– 498 713 214 461 847

Achillea sibirica – SCHAFGARBE SIBIRISCH –
948 571 394 467 894

Blumea balsamifera – BLUMEAKAMPFER –
319 471 284 598 641

Calendula officinalis – RINGELBLUME – 498 718 519 461 714

Begonia discolor (B. evansiana) – SCHIEFBLATT –
394 891 519 748 516

© Г. П. Грабовой, 1998

Asarum forbesi – HASELWURZ – 894 316 719 518 516

Camphora officinarum (Laurus camphora, Lin. Cinna-momum camphora) – KAMPFERBAUM – 491 548 319 649 716

Gynocardia odorata – DUFTENDE GYNOCARDIE – 498 719 734 814 818

Mosla punctata – MOSLA GEPUNKTET – 381 689 497 841 841

Pyrus baccata – WILDER BIRNBAUM – 394 785 649 894 718

Musci – MOOS – 519 498 497 491 498

Spondias dulcis – GOLDPFLAUME – 475 847 398 671 219

Rhynchospermum jasminoides – STERNJASMIN – 349 649 891 718 841

Acanthopanax ricinifolium – STACHELKRAFTWURZ ZANGENFÖRMIG – 498 713 214 461 847

Allium odorum – KNOLLENZWIEBEL – 514 217 298 491 481

Ranunculus sceleratus – GIFT-HAHNENFUß – 314 895 647 891 497

Rhododendron metternichii (R. fortunei) – RHODODENDRON METTERNICH – 316 894 897 898 491

Scaphium scaphigerum – WASSER-MALVE – 394 498 678 841 541

Sedum erythrostictum – HOHE FETTHENNE – 374 893 498 671 841

Populus balsamifera – BALSAMPAPPEL – 314 818 617 498 841

Prunus communis (Amygdala communis) – MANDELBAUM – 316 318 419 817 318

Musci – MOOS – 519 498 497 491 498

Polygonatum canaliculatum – WEIßWURZ GEKEHLT – 549 851 318 649 718

Maesa doraena – MAESA – 318 491 649 718 841

Magnolia conspicua – MAGNOLIE CONSPICUA – 548 617 318 419 314

Shorea robusta – SALBAUM – 368 491 518 531 841

Ricinus communis – RIZINUS – 318 649 754 831 219

Aceranthus sagittatus – ACERANTHUS PFEILFÖRMIG – 494 871 394 857 498

Aglaia odorata – DUFTENDE AGLAIA – 498 317 219 841 264

Cinnamomum cassia –ZIMT (KASSIAZIMT) – 414 864 519 648 716

Gymnogongrus pinnulata – HYMNOGONGRUS – 319 689 719 648 491

Michelia champaca – MICHELIA CHAMPAKA – 549 478 851 649 718

Nandina domestica – HIMMELSBAMABUS – 318 497 314 851 617

Punica granatum – GRANATBAUM – 193 648 714 845 648

Torreya nucifera – TORREYE – 513 648 794 851 641

Thalictrum rubellum – WIESENRAUTE – 394 697 581 397 841

Rosa anemoaeflora – ROSE ANEMONE – 316 718 489 854 861

Abrus precatorius – PATERNOSTERERBSE – 894 328 719 818 498

Blumea balsamifera – BLUMEAKAMPFER – 319 471 284 598 641

Camphora officinarum (Laurus camphora, Lin. Cinna-momum camphora) – KAMPFERBAUM – 491 548 319 649 716

Althaea rosea – ROSA ALTHAIA – 514 671 891 497 184

Anemone cernua – ANEMONE– 513 471 216 891 549

Arisaema japonicum – ARONSTAB ZACKIG –
491 216 217 319 218

Aster trinervius – WILD-ASTER – 849 516 317 854 378

Bidens parviflora – ZWEIZACK KLEINBLÜTIG –
514 471 219 831 478

Kochia scoparia – BESENKRAUT– 316 497 894 715 841

Musci – MOOS – 519 498 497 491 498

Bletia hyacinthina – BERGORCHIDEE – 478 416 318 498 714

Rosa indica (multiflora) – WILDROSE – 548 497 316 849 871

Marlea platanifolia – MARLEE PLATANARTIG –
318 419 498 671 894

Marsilia quadrifolia – KLEEFARN – 514 618 718 498 814

Vitex cannabifolia – ABRAHAMSBAUM– 749 648 731 894 741

Areca catechu – KATECHU-PALME – 314 813 219 479 816

Oecoeoclades falcata – OCEOKLADUS – 394 851 671 549 841

Camphora officinarum (Laurus camphora, Lin. Cinna-momum camphora) – KAMPFERBAUM – 491 548 319 649 716

Rosa laevigata – CHEROKEE-ROSE – 594 497 849 871 641

Osmunda regalis – KÖNIGSFARN – 314 489 617 814 818

Acanthopanax ricinifolium – STACHELKRAFTWURZ ZANGENFÖRMIG – 498 713 214 461 847

Torreya nucifera – TORREYE – 513 648 794 851 641

Rosa rugosa – KARTOFFELROSE – 547 891 854 674 851

Aceranthus sagittatus – ACERANTHUS PFEILFÖRMIG –
494 871 394 857 498

Aglaia odorata – DUFTENDE AGLAIA – 498 317 219 841 264

Asarum forbesi – HASELWURZ – 894 316 719 518 516

Arisaema japonicum – ARONSTAB ZACKIG –
491 216 217 319 218

Agave chinensis – CHINESISCHE AGAVE – 219 367 891 497 218

Chimonanthus fragrans – CHINESISCHE WINTERBLÜTE –
198 541 294 316 518

Benincasa cerifera – INDISCHER KÜRBIS – 319 548 849 671 498

Chrysanthemum coronarium – GNSEBLÜMCHEN –
814 948 518 471 218

Rosmarinus officinalis – (HEIL) ROSMARIN– 648 498 781 699 801

Acacia catechu – AKAZIE GEKETTET (PERLSCHNURARTIG) –
294 318 214 016 718

Cinnamomum cassia – ZIMT (KASSIAZIMT) –
414 864 519 648 716

Arisaema japonicum – ARONSTAB ZACKIG –
491 216 217 319 218

Artemisia apiacea – BEIFUß BIRNENFÖRMIG –
514 317 218 491 516

Coriandrum sativum – GARTENKORIANDER –
491 478 641 718 419

Amomum amarum – SCHWARZER KARDAMOM –
519 674 898 191 518

Artemisia stelleriana vesiculosa – BEIFUß BLASENARTIG –
316 847 219 548 314

Crinum sinensis –HAKENLILIE – 519 891 498 317 581

Althaea rosea – ROSA ALTHAIA – 514 671 891 497 184

Raphanus sativus – RADIESCHEN – 478 691 741 895 498

Stillingia sebifera – ÖLBAUM – 475 694 381 479 851

Mandragora – MANDRAGORE – 389 649 718 671 218

Rubia cordifolia – INDISCHER KRAPP – 317 849 697 318 491

Mirabilis jalapa – WUNDERBLUME – 498 471 649 718 148

Agave chinensis – CHINESISCHE AGAVE – 219 367 891 497 218

Viburnum dilatatum – SCHNEEBALLSTRAUCH BREITBLÄTTRIG – 394 897 398 641 741

Aglaia odorata – DUFTENDE AGLAIA – 498 317 219 841 264

Incarvillea sinensis – INKARVILLEYA CHINESISCH – 519 497 894 648 741

Acanthopanax spinosum – STACHELKRAFTWURZ DORNIG – 234 718 206 514 281

Abutilon indicum – SCHÖNMALVE INDISCH – 219 814 318 512 821

Nandina domestica – HIMMELSBAMABUS – 318 497 314 851 617

Thalictrum rubellum – WIESENRAUTE – 394 697 581 397 841

Rubus incisus – WALDBEERE – 318 317 284 495 641

Achillea sibirica – SCHAFGARBE SIBIRISCH – 948 571 394 467 894

Aglaia odorata – DUFTENDE AGLAIA – 498 317 219 841 264

Cichorium sp. – WEGWARTE – 149 514 218 549 617

Abrus precatorius – PATERNOSTERERBSE –
894 328 719 818 498

Allium odorum – KNOLLENZWIEBEL – 514 217 298 491 481

Citrullus vulgaris – WASSERMELONE – 948 547 219 649 517

Acacia catechu – AKAZIE GEKETTET (PERLSCHNURARTIG) –
294 318 214 016 718

Acorus sp. – MOORKALMUS – 249 718 497 148 216

Cinchona – FIEBERRINDE – 514 891 218 496 149

Rubus thunbergii – THUNBERGS GARTENERDBEERE –
314 898 649 841 647

Allium sativum – KNOBLAUCH – 214 893 518 617 881

Chenopodium album – GÄNSEFUß – 416 489 518 748 541

Arctium lappa – KLETTE – 519 471 218 314 217

Allium scordoprasum – SCHLANGEN-LAUCH –
491 817 894 617 891

Cinchona – FIEBERRINDE – 514 891 218 496 149

Arisaema japonicum – ARONSTAB ZACKIG –
491 216 217 319 218

Agave chinensis – CHINESISCHE AGAVE – 219 367 891 497 218

Acorus sp. – MOORKALMUS – 249 718 497 148 216

Capsella bursa pastoris – HIRTENTÄSCHEL –
498 718 319 481 514

Aralia cordata – ARALIE – 914 817 319 898 514

Rubus tokkura – WILDE CHINESISCHE HIMBERE –
516 849 851 649 851

Acacia catechu – AKAZIE GEKETTET (PERLSCHNURARTIG) –
294 318 214 016 718

Acanthopanax ricinifolium – STACHELKRAFTWURZ
ZANGENFÖRMIG – 498 713 214 461 847

Adiantum – FRAUENHAARFARN – 319 498 714 671 891

Acorus sp. – MOORKALMUS – 249 718 497 148 216

Acanthopanax spinosum – STACHELKRAFTWURZ DORNIG –
234 718 206 514 281

Artemisia stelleriana vesiculosa – BEIFUß BLASENFÖRMIG –
316 847 219 548 314

Amaranthus sp. – AMARANT – 498 712 894 164 719

Daucus carota – KAROTTE – 594 891 718 641 894

Bidens parviflora – ZWEIZACK KLEINBLÜTIG –
514 471 219 831 478

Rumex sp. – SAUERAMPFER – 368 391 845 858 647

Aceranthus sagittatus – ACERANTHUS PFEILFÖRMIG –
494 871 394 857 498

Agave chinensis – CHINESISCHE AGAVE – 219 367 891 497 218

Juncus communis – FLATTERBINSE – 319 648 717 849 648

Sedum erythrostictum – HOHE FETTHENNE –
374 893 498 671 841

Rumex japonicus – JAPANISCHER AMPFER –
598 491 568 851 491

Aceranthus sagittatus – ACERANTHUS PFEILFÖRMIG –
494 871 394 857 498

Aglaia odorata – DUFTENDE AGLAIA – 498 317 219 841 264

Limnanthemum peltatum – SEEKANNE SCHILDFÖRMIG –
549 691 712 491 841

Begonia discolor (B. evansiana) – SCHIEFBLATT –
394 891 519 748 516

Chimonanthus fragrans – CHINESISCHE WINTERBLÜTE –
198 541 294 316 518

Lactuca sp. – GARTENSALAT – 318 498 478 647 845

Coriandrum sativum – GARTENKORIANDER –
491 478 641 718 419

Atractylis sp. – ATRAKTILIS – 481 564 917 854 219

Blumea balsamifera – BLUMEAKAMPFER –
319 471 284 598 641

Ruta graveolens – WEINRAUTE – 497 895 378 649 498

Abrus precatorius – PATERNOSTERERBSE –
894 328 719 818 498

Capsella bursa pastoris – HIRTENTÄSCHEL –
498 718 319 481 514

Aralia cordata – ARALIE – 914 817 319 898 514

Acanthopanax ricinifolium – STACHELKRAFTWURZ ZANGENFÖRMIG – 498 713 214 461 847

Amomum amarum – SCHWARZER KARDAMOM –
519 674 898 191 518

Achillea sibirica – SCHAFGARBE SIBIRISCH –
948 571 394 467 894

Bletia hyacinthina – BERGORCHIDEE – 478 416 318 498 714

Acanthopanax spinosum – STACHELKRAFTWURZ DORNIG – 234 718 206 514 281

Achryanthes bidentata – SOLOMOBLÜTE – 491 264 798 471 264

Saccharum officinarum – ZUCKERROHR – 641 854 318 549 841

Acacia catechu – AKAZIE GEKETTET (PERLSCHNURARTIG) – 294 318 214 016 718

Acanthopanax ricinifolium – STACHELKRAFTWURZ ZANGENFÖRMIG – 498 713 214 461 847

Caesalpinia sp. C. minax – CAESALPINIE MINAX – 194 897 398 549 671

Cucumis sativus – GURKE – 619 714 849 478 319

Prunus japonica – JAPANISCHE KIRSCHE – 594 314 818 593 841

Nardostachys jatamansi – INDISCHE NARDE – 319 498 671 497 841

Macroclinidium verticillatum – MAKROKLINIDIUM – 314 478 641 841 848

Strychnos ignatia – BRECHFUß – 397 548 217 849 249

Sagina maxima – MASTKRAUT – 498 471 319 854 874

Polygonum filiforme – KNÖTERICH FADENARTIG – 549 671 894 712 319

Acacia catechu – AKAZIE GEKETTET (PERLSCHNURARTIG) – 294 318 214 016 718

Dryandra cordata – HERZDRYANDRA – 549 648 719 814 854

Polygonum flaccidum – KNÖTERICH HÄNGEND -
549 491 718 641 841

Artocarpus integerifolia – BROTFRUCHTBAUM –
513 849 316 718 516

Aesculus chinensis – ROßKASTANIE CHINESISCH –
319 847 219 164 891

Polygonum japonicum – KNÖTERICH JAPANISCH –
318 496 368 741 845

Saggitaria sagittifolia – PFEILKRAUT – 648 497 854 648 714

Carica papaya – PAPAYA – 819 314 598 671 891

Aegle sepiaria – LIMETTE STACHELIG (SCHLANGENEGL)–
218 614 317 812 491

Aster trinervius – WILD-ASTER – 849 516 317 854 378

Sagus rumphii – SAGO – 319 648 754 858 471

Crocus sativus – SAFRAN – 491 811 497 847 916

Achillea sibirica – SCHAFGARBE SIBIRISCH –
948 571 394 467 894

Aglaia odorata – DUFTENDE AGLAIA – 498 317 219 841 264

Artemisia vulgaris – GEMEINER BEIFUß – 648 541 219 364 591

Aquilaria agallocha – ADERHOLZBAUM – 549 712 814 918 517

Kyllingia monocephala – EINKÖPFIGE KYLLINGIA –
319 648 714 498 841

Incarvillea sinensis – INKARVILLEYA CHINESISCH –
519 497 894 648 741

Blumea balsamifera – BLUMEAKAMPFER –
319 471 284 598 641

Acanthopanax spinosum – STACHELKRAFTWURZ DORNIG –
234 718 206 514 281

Abutilon indicum – SCHÖNMALVE INDISCH –
219 814 318 512 821

Salix babylonica – (ECHTE) TRAUERWEIDE –
364 375 884 368 017

Polygonum japonicum – KNÖTERICH JAPANISCH –
318 496 368 741 845

Acer trifidum – AHORN DREIGETEILT – 594 718 316 748 549

Allium odorum – KNOLLENZWIEBEL – 514 217 298 491 481

Salix purpurea – PURPURWEIDE – 651 398 849 593 841

Acanthopanax ricinifolium – STACHELKRAFTWURZ
ZANGENFÖRMIG – 498 713 214 461 847

Damnacanthus indicus – BERBERITZE – 219 214 819 061 518

Achillea sibirica – SCHAFGARBE SIBIRISCH –
948 571 394 467 894

Aglaia odorata – DUFTENDE AGLAIA – 498 317 219 841 264

Dalbergia hupeana – HUPEH ROSENHOLZ – 589 614 312 089 491

Achryanthes bidentata – SOLOMOBLÜTE – 491 264 798 471 264

Juniperus chinensis – WACHOLDERBEERE CHINESISCH –
318 649 517 849 648

Acanthopanax spinosum – STACHELKRAFTWURZ DORNIG –
234 718 206 514 281

Begonia discolor (B. evansiana) – SCHIEFBLATT –
394 891 519 748 516

Camphora officinarum (Laurus camphora, Lin. Cinna-momum camphora) – KAMPFERBAUM – 491 548 319 649 716

Salvia japonica – SALBEI JAPANISCH – 368 318 491 217 354

Abrus precatorius – PATERNOSTERERBSE –
894 328 719 818 498
Hibiscus mutabilis – HIBISCUS MUTABEL –
489 641 789 124 781
Juncus communis – FLATTERIGE BINSE – 319 648 717 849 648
Asarum forbesi – HASELWURZ – 894 316 719 518 516

Acanthopanax spinosum – STACHELKRAFTWURZ DORNIG –
234 718 206 514 281
Nyctanthes arbor tristis – TRAUERBAUM – 548 491 718 649 541

Salvia multiorrhiza – ROTWURZELSALBEI –
594 316 718 854 491
Luffa cylindrica – SCHWAMMKÜRBIS ZYLINDRISCH –
549 647 498 754 191
Achillea sibirica – SCHAFGARBE SIBIRISCH –
948 571 394 467 894
Rhamnus chlorophorus – KREUZDORN GRÜN –
549 647 319 895 617
Achryanthes bidentata – SOLOMOBLÜTE – 491 264 798 471 264
Tussilago farfara – HUFLATTICH – 349 648 739 841 541
Acorus sp. – MOORKALMUS – 249 718 497 148 216
Aglaia odorata – DUFTENDE AGLAIA – 498 317 219 841 264

Aspidium falcatum – ILEX-FARN – 364 517 218 474 519

Mandragora – MANDRAGORE – 389 649 718 671 218

Sambucus javanica – 316 719 317 849 364

Abrus precatorius – PATERNOSTERERBSE –
894 328 719 818 498

Caryophyllus aromaticus – NELKE – 319 714 894 516 718

Adenophora, codonopsic, platycodon, wahlenbergia –
GLOCKENBLUME HELLBLAU – 319 647 894 319 847

Vincetoxicum purpurascens – SCHWALBENWURZ –
549 647 391 848 491

Achryanthes bidentata – SOLOMOBLÜTE – 491 264 798 471 264

Bidens parviflora – ZWEIZACK KLEINBLÜTIG –
514 471 219 831 478

Achillea sibirica – SCHAFGARBE SIBIRISCH –
948 571 394 467 894

Deutzia sieboldiana – SIBOLDIANISCHE DEUTZIE –
498 721 471 891 248

Torreya nucifera – TORREYE – 513 648 794 851 641

Sambucus racemosa – ROTER HOLUNDER –
368 318 749 294 361

Achryanthes bidentata – SOLOMOBLÜTE – 491 264 798 471 264

Agave chinensis – CHINESISCHE AGAVE – 219 367 891 497 218

Maesa doraena – MAESA – 318 491 649 718 841

Populus alba – SILBERPAPPEL – 549 317 849 649 781

Saraca indica – SARACA INDISCH – 368 495 548 671 218

Michelia champaca – CHAMPAKA MICHELIA –
549 478 851 649 718

Prunus armeniaca – APRIKOSENBAUM – 498 894 713 518 817

Astragalus hoangtchy – WIRBELKRAUT – 518 491 217 516 298

Alliaria wasahi – KNOBLAUCHKRÖTE – 318 419 854 671 814

Sambucus thunbergiana – THUNBERGS HOLUNDER – 349 647 218 319 641

Acanthopanax ricinifolium – STACHELKRAFTWURZ ZANGENFÖRMIG – 498 713 214 461 847

Allium odorum – KNOLLENZWIEBEL – 514 217 298 491 481

Aglaia odorata – DUFTENDE AGLAIA – 498 317 219 841 264

Artemisia apiacea – BEIFUß BIRNENFÖRMIG – 514 317 218 491 516

Amaranthus sp. – AMARANT – 498 712 894 164 719

Arisaema japonicum – ARONSTAB ZACKIG – 491 216 217 319 218

Begonia discolor (B. evansiana) – SCHIEFBLATT – 394 891 519 748 516

Astragalus hoangtchy – WIRBELKRAUT – 518 491 217 516 298

Nephelium litchi – NEPHELIUM LITSCHI – 319 493 489 748 841

Agave chinensis – CHINESISCHE AGAVE – 219 367 891 497 218

Alliaria wasahi – KNOBLAUCHKRÖTE – 318 419 854 671 814

Abutilon indicum – SCHÖNMALVE INDISCH – 219 814 318 512 821

© Г. П. Грабовой, 1998

Santalum album – SANDELHOLZ – 364 895 751 649 317

Acanthopanax spinosum – STACHELKRAFTWURZ DORNIG –
234 718 206 514 281

Acorus sp. – MOORKALMUS – 249 718 497 148 216

Agave chinensis – CHINESISCHE AGAVE – 219 367 891 497 218

Adenophora, codonopsic, platycodon, wahlenbergia –
GLOCKENBLUME HELLBLAU – 319 647 894 319 847

Amaranthus sp. – AMARANT – 498 712 894 164 719

Allium sativum – KNOBLAUCH– 214 893 518 617 881

Adiantum – FRAUENHAARFARN – 319 498 714 671 891

Balsamodendron myrrha – ECHTE MYRRHE –
518 478 549 617 214

Aceranthus sagittatus – ACERANTHUS PFEILFÖRMIG –
494 871 394 857 498

Aglaia odorata – DUFTENDE AGLAIA – 498 317 219 841 264

Sapindus mukorossi – WASCHNUSSBAUM –
316 498 318 821 491

Acacia catechu – AKAZIE GEKETTET (PERLSCHNURARTIG) –
294 318 214 016 718

Abrus precatorius – PATERNOSTERERBSE –
894 328 719 818 498

Aglaia odorata – DUFTENDE AGLAIA – 498 317 219 841 264

Aceranthus sagittatus – ACERANTHUS PFEILFÖRMIG –
494 871 394 857 498

Agave chinensis – CHINESISCHE AGAVE – 219 367 891 497 218

Astragalus hoangtchy – WIRBELKRAUT – 518 491 217 516 298

Adenophora, codonopsic, platycodon, wahlenbergia –
GLOCKENBLUME HELLBLAU – 319 647 894 319 847

Akebia quinata – AKEBIE – 348 514 471 189 894

Pyrus baccata – WILDER BIRNBAUM – 394 785 649 894 718

Nuphar japonicum – TEICHROSE JAPANISCH –
319 689 749 758 841

Allium scordoprasum – SCHLANGEN-LAUCH –
491 817 894 617 891

Saponaria vaccaria – KUHKRAUT – 539 648 851 319 841

Achillea sibirica – SCHAFGARBE SIBIRISCH –
948 571 394 467 894

Acanthopanax spinosum – STACHELKRAFTWURZ DORNIG –
234 718 206 514 281

Acorus sp. – MOORKALMUS – 249 718 497 148 216

Artemisia apiacea – BEIFUß BIRNENFÖRMIG –
514 317 218 491 516

Croton tiglium – KREBSBLUME – 514 916 817 898 418

Diospyros kaki – KAKI – 219 497 854 319 647

Dryandra cordata – HERZDRYANDRA – 549 648 719 814 854

Hypericum chinense – GOLDRUTENKRAUT CHINESISCH –
519 497 485 648 741

Oecoeoclades falcata – OCEOKLADUS – 394 851 671 549 841

Scutellaria macrantha – HELMKRAUT – 381 492 548 831 214

Rhamnus chlorophorus – KREUZDORN GRÜN –
549 647 319 895 617

Tussilago farfara – HUFLATTICH – 349 648 739 841 541

Saraca indica – SARACA INDISCH – 368 495 548 671 218

Acacia catechu – AKAZIE GEKETTET (PERLSCHNURARTIG) –
294 318 214 016 718

Achillea sibirica – SCHAFGARBE SIBIRISCH –
948 571 394 467 894

Aglaia odorata – DUFTENDE AGLAIA – 498 317 219 841 264

Artemisia apiacea – BEIFUß BIRNENFÖRMIG –
514 317 218 491 516

Caesalpinia sp. C. minax – VOGELSTRAUCH –
194 897 398 549 671

Digitalis sp. – FINGERHUT – 891 498 719 647 891

Juncus communis – FLATTERIGE BINSE – 319 648 717 849 648

Aplotaxis auriculata – APLOTAXIS – 519 314 819 712 819

Psoralea corylifolia – PSORALEYA – 548 691 781 498 417

Raphanus sativus – RADIESCHEN – 478 691 741 895 498

Styrax benzoin – STYRAX BENZOIN – 374 898 649 318 471

Tamarix chinensis – TAMARISKE CHINESISCH –
478 649 564 874 841

Saururus loureiri – SAURURUS LOULEIRI –
648 317 549 854 541

Althaea rosea – STOCKROSE – 514 671 891 497 184

Acer trifidum – AHORN DREIGETEILT – 594 718 316 748 549

Akebia quinata – AKEBIE – 348 514 471 189 894

Pterocarya stenoptera – FLÜGELNUSS – 495 674 891 854 871

Aglaia odorata – DUFTENDE AGLAIA – 498 317 219 841 264

Allium sativum – KNOBLAUCH – 214 893 518 617 881

Acanthopanax spinosum – STACHELKRAFTWURZ DORNIG –
234 718 206 514 281

Amomum amarum – SCHWARZER KARDAMOM –
519 674 898 191 518

Aster trinervius – WILD-ASTER – 849 516 317 854 378

Camelia japonica – KAMELIE JAPANISCH –
489 317 498 514 891

Argemone mexicana – MOHN STACHELIG –
918 514 319 417 218

Hibiscus rosasinensis – HIBISCUS "CHINA ROSE" –
319 481 489 317 481

Saxifraga sarmentosa – HÄNGENDER STEINBRECH –
593 498 478 845 491

Acanthopanax ricinifolium – STACHELKRAFTWURZ ZANGENFÖRMIG – 498 713 214 461 847

Allium odorum – KNOLLENZWIEBEL – 514 217 298 491 481

Astragalus hoangtchy – WIRBELKRAUT – 518 491 217 516 298

Alocasia machroriza – ALOKASIYA – 498 719 649 712 894

Caryophyllus aromaticus – NELKE – 319 714 894 516 718

Conioselinum univittatum – SCHIERLING – 491 478 849 618 918

Crocus sativus – SAFRAN – 491 811 497 847 916

Shorea robusta – SALBAUM – 368 491 518 531 841

Cinnamomum cassia – ZIMT (KASSIAZIMT) –
414 864 519 648 716

Coix lacrima – HIOBSTRÄNE – 198 714 217 842 614

© Г. П. Грабовой, 1998

Scaphium scaphigerum – WASSER-MALVE –
394 498 678 841 541

Achillea sibirica – SCHAFGARBE SIBIRISCH –
948 571 394 467 894

Aglaia odorata – DUFTENDE AGLAIA – 498 317 219 841 264

Bombax malabaricum – BOMBAX – 319 348 549 671 489

Asarum forbesi – HASELWURZ – 894 316 719 518 516

Gynandropsis pentaphylla – BASTARDSENF –
519 498 478 641 718

Adenophora, codonopsic, platycodon, wahlenbergia –
GLOCKENBLUME HELLBLAU – 319 647 894 319 847

Corydalis ambigua – HOHLWURZ FAUL – 394 712 498 671 948

Hibiscus esculentus, H. manihot – COMBOFRUCHT –
549 478 479 314 841

Convolvulus – WINDE – 491 847 319 849 614

Hydropyrum latifolium – REISGRAS – 593 497 894 697 498

Schizandra chinensis – CHINESISCHES SPALTKÖRBCHEN –
593 898 491 697 398

Abrus precatorius – PATERNOSTERERBSE –
894 328 719 818 498

Agave chinensis – CHINESISCHE AGAVE – 219 367 891 497 218

Lilium concolor – GEICHFARBIGE LILIE –318 491 518 647 841

Viburnum dilatatum – SCHNEEBALLSTRAUCH
BREITBLÄTTRIG – 394 897 398 641 741

Seseli libanotis – BERGFENCHEL – 519 714 895 698 741

Asarum sieboldi – SIEBOLDS HASELWURZ –
598 161 318 549 817

Nepeta glechoma – KATZENMINZE – 514 478 671 498 841

Hordeum vulgare – GERSTE – 549 478 214 497 891

Scirpus cyperinus – BINSE – 348 318 497 485 648

Achryanthes bidentata – SOLOMOBLÜTE – 491 264 798 471 264

Amber – BERNSTEIN – 498 671 894 672 728

Asarum forbesi – HASELWURZ – 894 316 719 518 516

Arisaema ringens – JAPANISCHER FEUERKOLBEN –
318 491 598 647 895

Blumea balsamifera – BLUMEAKAMPFER –
319 471 284 598 641

Alpinia officinarum – GALANGITWURZEL –
219 491 718 491 219

Allium sativum – KNOBLAUCH – 214 893 518 617 881

Cucumis sativus – GURKE – 619 714 849 478 319

Amaranthus sp. – AMARANT – 498 712 894 164 719

Coix lacrima – HIOBSTRÄNE – 198 714 217 842 614

Scirpus tuberosus – BINSE KNOLLENFÖRMIG –
519 497 548 674 598

Amomum amarum – SCHWARZER KARDAMOM –
519 674 898 191 518

Cryptotaenia canadensis – KANADISCHE KRYPTOTAENIE –
364 891 789 948 841

Artemisia vulgaris – GEMEINER BEIFUß – 648 541 219 364 591

Asarum sieboldi – SIEBOLDS HASELWURZ –
598 161 318 549 817

Balanophera – BALANOPHERA – 498 714 219 648 516

Lycoris radiata – AMARYLLIS – 549 498 548 641 741

Smilax pseudo-china – STECHWINDE PSEUDOCHINESISCH –
319 498 789 649 718

Metaplexis stauntonii – METAPLEXIS – 471 498 671 894 491

Aster fastigiatus – ASTER HOCH – 314 854 319 478 916

Cinnamomum cassia – ZIMT (KASSIAZIMT) –
414 864 519 648 716

Rumex japonicus – JAPANISCHER AMPFER –
598 491 568 851 491

Scopolia japonica – SCOPOLIE JAPANISCH –
549 851 318 671 841

Linum perenne – LEIN MEHRJÄHRIG – 549 478 214 648 714

Akebia quinata – AKEBIE – 348 514 471 189 894

Amomum amarum – SCHWARZER KARDAMOM –
519 674 898 191 518

Aster fastigiatus – HOCHWACHSENDE ASTER –
314 854 319 478 916

Balanophera – BALANOPHERA – 498 714 219 648 516

Blumea balsamifera – BLUMEAKAMPFER –
319 471 284 598 641

Mangifera indica – MANGOBAUM – 516 319 318 498 014

Raphanus sativus – RADIESCHEN – 478 691 741 895 498

Scrophularia oldhami – BRAUNWURZ – 316 389 217 482 481

Oecoeoclades falcata – OCEOKLADUS – 394 851 671 549 841

Styrax benzoin – STYRAX BENZOIN – 374 898 649 318 471

Agave chinensis – CHINESISCHE AGAVE – 219 367 891 497 218

Mangifera indica – MANGOBAUM – 516 319 318 498 014

Torreya nucifera – TORREYE – 513 648 794 851 641

Mucuna capitata – BRENNHÜLSEN – 318 649 793 491 811

Ranunculus scleratus – GIFT-HAHNENFUß –
314 895 647 891 497

Adenophora, codonopsic, platycodon, wahlenbergia –
GLOCKENBLUME HELLBLAU – 319 647 894 319 847

Asarum forbesi – HASELWURZ – 894 316 719 518 516

Scutellaria macrantha – HELMKRAUT – 381 492 548 831 214

Begonia discolor (B. evansiana) – SCHIEFBLATT –
394 891 519 748 516

Chrysanthemum coronarium – GÄNSEBLÜMCHEN –
814 948 518 471 218

Draba nemoralis – FELSENBLÜMCHEN – 319 498 649 718 849

Cinnamomum cassia – ZIMT (KASSIAZIMT) –
414 864 519 648 716

Sedum erythrostictum – MAUERPFEFFER ROT –
374 893 498 671 841

Amomum amarum – KARDAMON SCHWARZ –
519 674 898 191 518

Sedum lineare – HOHE FETTHENNE – 316 389 517 371 491

Artemisia stelleriana vesiculosa – BEIFUß BLASENARTIG –
316 847 219 548 314

Crinum sinensis – HAKENLILIE– 519 891 498 317 581

Solanum dulcamara – BITTERSÜßER NACHTSCHATTEN –
614 987 149 381 609
Styrax benzoin – STYRAX BENZOIN – 374 898 649 318 471
Viola silvestris – WALDVEILCHEN – 648 749 319 891 491
Tussilago farfara – HUFLATTICH – 349 648 739 841 541
Raphanus sativus –RADIESCHEN – 478 691 741 895 498
Chavica roxburghii – PAPRIKA LONGI – 148 475 319 649 181
Gymnothrix (Alopecurus) – FUCHSSCHWANZ –
531 498 471 648 818

Selaginella involvens – EINHÜLLENDER MOOSFARN –
531 498 317 849 851
Cupressus – ZYPRESSE – 948 714 818 918 947
Daphne genkwa – SEIDELBAST – 591 498 714 461 819
Sorghum vulgare – KAFFERNKORN – 507 328 429 064 898

Selinum sp. – SILGE – 691 895 371 694 891
Akebia quinata – AKEBIE – 348 514 471 189 894
Cinnamomum cassia – ZIMT (KASSIAZIMT) –
414 864 519 648 716

Bidens parviflora – ZWEIZACK KLEINBLÜTIG –
514 471 219 831 478
Conocephalus konyak – CONCEPHALUS KONYAK –
514 318 471 849 814
Barkhausia repens – BARKCHAUSIYA KRIECHEND –
594 471 894 421 671

Ipomoea batatas – TRICHTERWINDE BATATE –
514 489 718 618 714

Basella rubra – NACHTSCHATTEN MALABAR –
319 471 218 479 841

Prunus armeniaca – APRIKOSENBAUM – 498 894 713 518 817

Senecio campestris – STEPPEN-GREISKRAUT –
531 498 648 731 541

Acanthopanax ricinifolium – STACHELKRAFTWURZ
ZANGENFÖRMIG – 498 713 214 461 847

Agave chinensis – CHINESISCHE AGAVE – 219 367 891 497 218

Digitalis sp. – FINGERHUT – 891 498 719 647 891

Gymnogongrus pinnulata – HYMNOGONGRUS –
319 689 719 648 491

Oenanthe stolonifera – PFERDESAAT – 314 318 718 419 481

Senecio palmatus – GEISKRAUT HANDFÖRMIG –
549 831 854 378 641

Myriophyllum – TAUSENDBLATT– 549 848 318 649 718

Begonia discolor (B. evansiana) – SCHIEFBLATT –
394 891 519 748 516

Coptis teeta – GOLDFADEN – 219 471 421 681 719

Cordyceps sinensis – CHINESISCHER RAUPENPILZ –
549 671 849 871 941

Mirabilis jalapa – WUNDERBLUME– 498 471 649 718 148

Punica granatum – GRANATBAUM – 193 648 714 845 648

Vitex cannabifolia – GRANATBAUM – 749 648 731 894 741

Thalictrum rubellum – WIESENRAUTE - 394 697 581 397 841

© Г. П. Грабовой, 1998

Hydropyrum latifolium – REISGRAS – 593 497 894 697 498

Canarium sp. – KANARIUM – 549 817 219 671 294

Senecio scandens – DEUTSCHER EFEU – 317 849 394 671 841

Abrus precatorius – PATERNOSTERERBSE –
894 328 719 818 498

Agave chinensis – CHINESISCHE AGAVE – 219 367 891 497 218

Allium sativum – KNOBLAUCH – 214 893 518 617 881

Anemone cernua – ANEMONE – 513 471 216 891 549

Adenophora, codonopsic, platycodon, wahlenbergia –
GLOCKENBLUME HELLBLAU – 319 647 894 319 847

Abutilon indicum – SCHÖNMALVE INDISCH –
219 814 318 512 821

Amomum amarum – SCHWARZER KARDAMOM –
519 674 898 191 518

Argemone mexicana – MOHN STACHELIG –
918 514 319 417 218

Cucumis sativus – GURKE – 619 714 849 478 319

Gossypium herbaceum – BAUMWOLLSTAUDE –
914 318 317 481 641

Cupressus – ZYPRESSE – 948 714 818 918 947

Serissa foetida – JUNISCHNEE – 369 718 384 361 849

Aceranthus sagittatus – ACERANTHUS PFEILFÖRMIG –
494 871 394 857 498

Acorus sp. – MOORKALMUS – 249 718 497 148 216

Cinnamomum cassia – ZIMT (KASSIAZIMT) –
414 864 519 648 716

Arisaema japonicum – ARONSTAB ZACKIG –
491 216 217 319 218

Begonia discolor (B. evansiana) – SCHIEFBLATT –
394 891 519 748 516

Cecrodendron fortunatum – CEKRODENDRON –
218 531 491 647 819

Blumea balsamifera – BLUMEAKAMPFER –
319 471 284 598 641

Sesamum indicum – SESAM – 543 648 394 387 491

Luffa cylindrica – SCHWAMMKÜRBIS ZYLINDRISCH –
549 647 498 754 191

Polygonum lapathifolium – KNÖTERICH BEHAART –
319 489 714 671 894

Gymnogongrus pinnulata – HYMNOGONGRUS –
319 689 719 648 491

Seseli libanotis – BERGFENCHEL – 519 714 895 698 741

Mucuna capitata – BRENNHÜLSEN – 318 649 793 491 811

Adenophora, codonopsic, platycodon, wahlenbergia –
GLOCKENBLUME HELLBLAU – 319 647 894 319 847

Abutilon indicum – SCHÖNMALVE INDISCH –
219 814 318 512 821

Abrus precatorius – PATERNOSTERERBSE –
894 328 719 818 498

Bletia hyacinthina – BERGORCHIDEE – 478 416 318 498 714

© Г. П. Грабовой, 1998

Blumea balsamifera – BLUMEAKAMPFER –
319 471 284 598 641

Caesalpinia sp. C. minax – VOGELSTRAUCH –
194 897 398 549 671

Lilium concolor – GEICHFARBIGE LILIE –318 491 518 647 841

Nelumbium speciosum – INDISCHE LOTOSBLUME –
518 496 714 789 548

Serissa foetida – JUNISCHNEE – 369 718 384 361 849

Pyrola rotundifolia – BIRNKRAUT RUNDBLÄTTRIG –
319 649 748 751 849

Strychnos nuxvomica – STRYCHNINBEERE –
547 648 894 751 491

Setaria italica – SETARIYA "KOLBENHIRSE" –
364 895 378 648 718

Cinnamomum cassia – ZIMT (KASSIAZIMT) –
414 864 519 648 716

Cnicus spicatus – ÄHRENREICHE DISTEL –
514 491 898 417 214

Bidens parviflora – ZWEIZACK KLEINBLÜTIG –
514 471 219 831 478

Setaria italica glutinosa – BORSTENHIRSE SETARIA –
549 648 317 854 591

Acanthopanax spinosum – STACHELKRAFTWURZ DORNIG –
234 718 206 514 281

Blumea balsamifera – BLUMEAKAMPFER – 319 471 284 598 641

Actinidia sp. – AKTINIDIE – 218 491 318 647 849

Anemone cernua – ANEMONE – 513 471 216 891 549

Oecoeoclades falcata – OCEOKLADUS – 394 851 671 549 841

Achryanthes bidentata – SOLOMOBLÜTE – 491 264 798 471 264

Setaria viridis – GRÜNE BORSTENHIRSE – 519 498 641 798 541

Acorus sp. – MOORKALMUS – 249 718 497 148 216

Cupressus – ZYPRESSE – 948 714 818 918 947

Shorea robusta – SALBAUM – 368 491 518 531 841

Cassia mimosoides – WESTGEWÜRZRINDE – 594 318 497 584 547

Blumea balsamifera – BLUMEAKAMPFER – 319 471 284 598 641

Aesculus chinensis – ROßKASTANIE CHINESISCH– 319 847 219 164 891

Cinnamomum cassia – ZIMT (KASSIAZIMT) – 414 864 519 648 716

Berberis thunbergii – THUNBERGS BERBERITZE – 319 471 218 519 641

Siler divaricatum – SILER – 368 381 845 871 319

Allium scordoprasum – SCHLANGEN-LAUCH – 491 817 894 617 891

Amomum medium – MITTLERER KARDAMOM – 519 487 218 417 514

Agave chinensis – CHINESISCHE AGAVE – 219 367 891 497 218

Oxalis corniculata – SAUERKLEE HORNFÖRMIG – 514 897 319 649 718

Amomum melegueta – PARADIESKÖRNER –
498 714 891 498 171

Acanthopanax spinosum – STACHELKRAFTWURZ DORNIG –
234 718 206 514 281

Sinapis sp. – SENF – 398 697 894 851 491
Corydalis ambigua – HOHLWURZ FAUL – 394 712 498 671 948
Blumea balsamifera – BLUMEAKAMPFER –
319 471 284 598 641
Linum perenne – LEIN MEHRJÄHRIG – 549 478 214 648 714
Agave chinensis – CHINESISCHE AGAVE – 219 367 891 497 218
Stillingia sebifera – ÖLBAUM – 475 694 381 479 851
Aglaia odorata – DUFTENDE AGLAIA – 498 317 219 841 264
Euryale ferox – 519 618 714 317 814

Skimmia japonica – SKIMMIE – 549 697 319 851 549
Acacia catechu – AKAZIE GEKETTET (PERLSCHNURARTIG)
– 294 318 214 016 718
Aegle sepiaria – LIMETTE STACHELIG (SCHLANGENEGL) –
218 614 317 812 491
Blumea balsamifera – BLUMEAKAMPFER –
319 471 284 598 641
Corydalis ambigua – HOHLWURZ FAUL – 394 712 498 671 948
Aralia cordata – ARALIE – 914 817 319 898 514
Adenophora, codonopsic, platycodon, wahlenbergia –
GLOCKENBLUME HELLBLAU – 319 647 894 319 847
Alocasia machroriza – ALOKASIYA – 498 719 649 712 894
Chenopodium album – GÄNSEFUß – 416 489 518 748 541

Hordeum vulgare – GERSTE – 549 478 214 497 891

Smilax china – STECHWINDE – 319 697 398 894 491

Abrus precatorius – PATERNOSTERERBSE –
894 328 719 818 498

Chimonanthus fragrans – CHINESISCHE WINTERBLÜTE –
198 541 294 316 518

Adenophora, codonopsic, platycodon, wahlenbergia –
GLOCKENBLUME HELLBLAU – 319 647 894 319 847

Blumea balsamifera – BLUMEAKAMPFER –
319 471 284 598 641

Agave chinensis – CHINESISCHE AGAVE – 219 367 891 497 218

Conocephalus konyak – CONCEPHALUS KONYAK –
514 318 471 849 814

Adiantum – FRAUENHAARFARN – 319 498 714 671 891

Cucumis sativus – GURKE – 619 714 849 478 319

Pyrola rotundifolia – BIRNKRAUT RUNDBLÄTTRIG –
319 649 748 751 849

Psoralea corylifolia – PSORALEYA – 548 691 781 498 417

Serissa foetida – JUNISCHNEE – 369 718 384 361 849

Sapindus mukorossi – WASCHNUSSBAUM –
316 498 318 821 491

Luffa cylindrica – SCHWAMMKÜRBIS ZYLINDRISCH –
549 647 498 754 191

Smilax pseudo-china – STECHWINDE PSEUDOCHINESISCH –
319 498 789 649 718

Achillea sibirica – SCHAFGARBE SIBIRISCH –
948 571 394 467 894

Acer trifidum – AHORN DREIGETEILT – 594 718 316 748 549

Cyperus sp. – ZYPERGRAS – 214 498 719 491 819

Soja hispidia (glycine hispidia) – SOJA BORSTIG –
531 895 649 897 314

Cinnamomum cassia – ZIMT (KASSIAZIMT)–
414 864 519 648 716

Jasminum officinale – ECHTER JASMIN – 498 749 781 648 714

Mosla punctata – MOSLA GEPUNKTET – 381 689 497 841 841

Begonia discolor (B. evansiana) – SCHIEFBLATT –
394 891 519 748 516

Vitis corniculata – WEINTRAUBEN GEHÖRNT –
549 648 749 698 741

Smilax sinensis – YAMSWURZEL – 398 497 548 851 641

Acacia catechu – AKAZIE GEKETTET (PERLSCHNURARTIG)–
294 318 214 016 718

Agave chinensis – CHINESISCHE AGAVE – 219 367 891 497 218

Cuscuta sp. – SEIDE – 498 718 941 647 841

Acanthopanax spinosum – STACHELKRAFTWURZ DORNIG –
234 718 206 514 281

Aegle sepiaria – LIMETTE STACHELIG (SCHLANGENEGL)–
218 614 317 812 491

Chavica betel – BETEL – 318 471 219 648 517

Achillea sibirica – SCHAFGARBE SIBIRISCH –
948 571 394 467 894

Quercus sp. – EICHE – 319 674 845 419 891

Artocarpus integerifolia – BROTFRUCHTBAUM –
513 849 316 718 516

Achryanthes bidentata – SOLOMOBLÜTE – 491 264 798 471 264

Soja hispidia (glycine hispidia) – SOJA BORSTIG –
531 895 649 897 314

Artemisia vulgaris – GEMEINER BEIFUß – 648 541 219 364 591

Macroclinidium verticillatum – MAKROKLINIDIUM –
314 478 641 841 848

Mandragora – MANDRAGORE – 389 649 718 671 218

Myristica moschata – MUSKATNUß – 314 818 617 849 841

Begonia discolor (B. evansiana) – SCHIEFBLATT –
394 891 519 748 516

Cinnamomum cassia – ZIMT (KASSIAZIMT) –
414 864 519 648 716

Solanum dulcamara – BITTERSÜßER NACHTSCHATTEN –
614 987 149 381 609

Linum sativum – SAATLEIN – 316 498 598 491 471

Polygonatum canaliculatum – WEIßWURZ GEKEHLT –
549 851 318 649 718

Begonia discolor (B. evansiana) – SCHIEFBLATT –
394 891 519 748 516

Coix lacrima – HIOBSTRÄNE – 198 714 217 842 614

Ranunculus scleratus – GIFT-HAHNENFUß –
314 895 647 891 497

Musci – MOOS – 519 498 497 491 498

Allium odorum – KNOLLENZWIEBEL – 514 217 298 491 481

© Г. П. Грабовой, 1998

Solanum melongena – AUBERGINE – 318 497 319 678 541

Acer trifidum – AHORN DREIGETEILT – 594 718 316 748 549

Cinnamomum cassia – ZIMT (KASSIAZIMT) –
414 864 519 648 716

Adiantum – FRAUENHAARFARN – 319 498 714 671 891

Corchorus pyriformis (capsularis) – JUTE– 593 491 894 719 498

Cnicus japonicus – JAPANISCHE DISTEL – 218 471 849 216 218

Bidens parviflora – ZWEIZACK KLEINBLÜTIG –
514 471 219 831 478

Coriandrum sativum – GARTENKORIANDER –
491 478 641 718 419

Blumea balsamifera – BLUMEAKAMPFER –
319 471 284 598 641

Solanum nigrum – SCHWARZER NACHTSCHATTEN –
594 378 981 218 491

Aceranthus sagittatus – ACERANTHUS PFEILFÖRMIG –
494 871 394 857 498

Aesculus chinensis – ROßKASTANIE CHINESISCH –
319 847 219 164 891

Amber – BERNSTEIN – 498 671 894 672 728

Aglaia odorata – DUFTENDE AGLAIA – 498 317 219 841 264

Adiantum – FRAUENHAARFARN – 319 498 714 671 891

Bletia hyacinthina – BERGORCHIDEE – 478 416 318 498 714

Agave chinensis – CHINESISCHE AGAVE – 219 367 891 497 218

Artemisia apiacea – BEIFUß BIRNENFÖRMIG –
514 317 218 491 516

Alocasia machroriza – ALOKASIYA – 498 719 649 712 894

Acanthopanax spinosum – STACHELKRAFTWURZ DORNIG –
234 718 206 514 281

Solidago virgo-aurea – GOLDENRUTE – 318 497 594 671 891

Abrus precatorius – PATERNOSTERERBSE –
894 328 719 818 498

Blumea balsamifera – BLUMEAKAMPFER –
319 471 284 598 641

Acanthopanax ricinifolium – STACHELKRAFTWURZ ZANGENFÖRMIG
– 498 713 214 461 847

Agave chinensis – CHINESISCHE AGAVE – 219 367 891 497 218

Acanthopanax spinosum – STACHELKRAFTWURZ DORNIG –
234 718 206 514 281

Aglaia odorata – DUFTENDE AGLAIA – 498 317 219 841 264

Aceranthus sagittatus – ACERANTHUS PFEILFÖRMIG –
494 871 394 857 498

Catalpa bungei (C. kaempferi) – TROMPETENBAUM –
594 317 894 564 178

Blumea balsamifera – BLUMEAKAMPFER –
319 471 284 598 641

Ranunculus scleratus – GIFT-HAHNENFUß –
314 895 647 891 497

Stellaria aquatica – STERNKRAUT – 395 698 754 647 891

Sophora angustifolia – JAPANISCHER SCHNURBAUM –
589 016 378 492 789

Amaranthus sp. – AMARANT – 498 712 894 164 719

Blumea balsamifera – BLUMEAKAMPFER –
319 471 284 598 641

Apium graveolens – SELLERIE – 514 812 318 417 819

Vitex cannabifolia – MÖNCHSPFEFFER – 749 648 731 894 741

Musa sapientum – BANANE – 319 498 648 719 714

Nandina domestica – ZIMMERHIMMELSBAMBUS –
318 497 314 851 617

Sophora japonica – SOPHORE JAPANISCH –
397 648 545 817 491

Abrus precatorius – PATERNOSTERERBSE –
894 328 719 818 498

Acacia catechu – AKAZIE GEKETTET (PERLSCHNURARTIG) –
294 318 214 016 718

Agave chinensis – CHINESISCHE AGAVE – 219 367 891 497 218

Artemisia apiacea – BEIFUß BIRNENFÖRMIG –
514 317 218 491 516

Sorghum vulgare – KAFFERNKORN – 507 328 429 064 898

Acacia catechu – AKAZIE GEKETTET (PERLSCHNURARTIG) –
294 318 214 016 718

Agave chinensis – CHINESISCHE AGAVE – 219 367 891 497 218

Populus balsamifera – BALSAMPAPPEL –314 818 617 498 841

Ranunculus scleratus – GIFT-HAHNENFUß –
314 895 647 891 497

Torreya nucifera – TORREYE – 513 648 794 851 641

Caesalpinia sp. C. minax – VOGELSTRAUCH –
194 897 398 549 671

Spinacia oleracea – SPINAT – 249 875 317 894 898

Acacia catechu – AKAZIE GEKETTET (PERLSCHNURARTIG)–
294 318 214 016 718

Aegle sepiaria – LIMETTE STACHELIG (SCHLANGENEGL) –
218 614 317 812 491

Buddleia officinalis – SOMMERFLIEDER MEDIZINISCH
(SCHMETTERLINGSTRAUCH) – 549 714 898 561 917

Osmunda regalis – KÖNIGSFARN – 314 489 617 814 818

Oxalis corniculata – SAUERKLEE HORNFÖRMIG –
514 897 319 649 718

Argemone mexicana – MOHN STACHELIG –
918 514 319 417 218

Zizyphus sp. – CHINESISCHE JUJUBE – 317 498 648 749 841

Spondias amara – SCHLEHPFLAUME – 539 647 895 854 817

Nandina domestica – ZIMMERHIMMELSBAMBUS –
318 497 314 851 617

Hydropyrum latifolium – REISGRAS – 593 497 894 697 498

Spinacia oleracea – SPINAT – 249 875 317 894 898

Symplocos prunifolia – BERGALUMEN– 534 648 497 898 648

Sophora japonica – SOPHORE JAPANISCH – 397 648 545 817 491

Lycium chinense – BOCKSDORN CHINESISCH –
548 647 841 678 841

Bupleurum falcatum, Bupleurum octoradiatum – HASENOHR –
498 517 394 174 815

Atropa sp. – WOLFSWUT – 394 548 391 749 819

Spondias dulcis – GOLDPFLAUME – 475 847 398 671 219

Achillea sibirica – SCHAFGARBE SIBIRISCH – 948 571 394 467 894

Dalbergia hupeana – HUPEH ROSENHOLZ – 589 614 312 089 491

Linum perenne – LEIN MEHRJÄHRIG – 549 478 214 648 714

Sophora angustifolia – SOPHORE SCHMALBLÄTTRIG – 589 016 378 492 789

Oxalis corniculata – SAUERKLEE HORNFÖRMIG – 514 897 319 649 718

Coix lacrima – HIOBSTRÄNE – 198 714 217 842 614

Stachys aspera – STACHYS – 497 841 516 849 897

Polygonum filiforme – KNÖTERICH FADENARTIG – 549 671 894 712 319

Juniperus chinensis – WACHOLDERBEERE CHINESISCH – 318 649 517 849 648

Adenophora, codonopsic, platycodon, wahlenbergia – GLOCKENBLUME HELLBLAU – 319 647 894 319 847

Oryza sativa – REIS – 549 678 498 319 814

Rhus semialata – ESSIGBAUM – 348 749 314 518 617

Viburnum dilatatum – SCHNEEBALLSTRAUCH BREITBLÄTTRIG – 394 897 398 641 741

Stachys sieboldi – SIEBOLDS STACHYS – 213 478 849 895 641

Mosla punctata – MOSLA GEPUNKTET – 381 689 497 841 841

Osmunda regalis – KÖNIGSFARN – 314 489 617 814 818

Scaphium scaphigerum – WASSER-MALVE – 394 498 678 841 541

Symplocos prunifolia – BERGALUMEN – 534 648 497 898 648

Atropa sp. – WOLFSWUT – 394 548 391 749 819

Abrus precatorius – PATERNOSTERERBSE –
894 328 719 818 498

Mandragora – MANDRAGORE – 389 649 718 671 218

Stemona tuberosa – STEMONE – 319 647 389 549 571

Agave chinensis – CHINESISCHE AGAVE – 219 367 891 497 218

Achryanthes bidentata – SOLOMOBLÜTE – 491 264 798 471 264

Cinnamomum cassia – ZIMT (KASSIAZIMT) –
414 864 519 648 716

Linum sativum – SAATLEIN – 316 498 598 491 471

Smilax pseudo-china – STECHWINDE PSEUDOCHINESISCH –
319 498 789 649 718

Symplocos prunifolia – BERGALUMEN – 534 648 497 898 648

Asarum forbesi – HASELWURZ – 894 316 719 518 516

Ailanthus glandulosa – GÖTTERBAUM – 548 491 318 479 219

Acanthopanax ricinifolium – STACHELKRAFTWURZ ZANGENFÖRMIG –
498 713 214 461 847

Chimonanthus fragrans – CHINESISCHE WINTERBLÜTE –
198 541 294 316 518

Stellaria aquatica – STERNKRAUT – 395 698 754 647 891

Acacia catechu – AKAZIE GEKETTET (PERLSCHNURARTIG) –
294 318 214 016 718

Aglaia odorata – DUFTENDE AGLAIA – 498 317 219 841 264

Conioselinum univittatum – SCHIERLING – 491 478 849 618 918

Abutilon indicum – SCHÖNMALVE INDISCH –
219 814 318 512 821
Aster trinervius – WILD-ASTER – 849 516 317 854 378
Coptis teeta – GOLDFADEN – 219 471 421 681 719

Sterculia platanifolia – PHÖNIXBAUM – 319 648 578 497 841
Mucuna capitata – BRENNHÜLSEN – 318 649 793 491 811
Rhus semialata – ESSIGBAUM – 348 749 314 518 617
Vitex cannabifolia – MÖNCHSPFEFFER – 749 648 731 894 741
Sedum erythrostictum – HOHE FETTHENNE –
374 893 498 671 841
Prunus communis (Amygdala communis) – MANDELBAUM –
316 318 419 817 318
Sambucus thunbergiana – THUNBERGS HOLUNDER –
349 647 218 319 641
Mosla punctata – MOSLA GEPUNKTET – 381 689 497 841 841
Polypodium fortunei – FARN FORTUNES – 319 467 894 714 819

Stillingia sebifera – ÖLBAUM – 475 694 381 479 851
Acorus sp. – MOORKALMUS – 249 718 497 148 216
Conioselinum univittatum – SCHIERLING – 491 478 849 618 918
Aglaia odorata – DUFTENDE AGLAIA – 498 317 219 841 264
Begonia discolor (B. evansiana) – SCHIEFBLATT –
394 891 519 748 516
Aesculus chinensis – ROßKASTANIE CHINESISCH
– 319 847 219 164 891
Coptis teeta – GOLDFADEN – 219 471 421 681 719

Angelica anomala – ENGELWURZ UNTYPISCH –
549 481 217 519 491

Strychnos ignatia – BRECHNUß – 397 548 217 849 249
Abrus precatorius – PATERNOSTERERBSE –
894 328 719 818 498
Agave chinensis – CHINESISCHE AGAVE – 219 367 891 497 218
Hydropyrum latifolium – REISGRAS – 593 497 894 697 498
Humulus japonicus – JAPANISCHER HOPFEN –
481 496 475 894 818
Punica granatum – GRANATBAUM – 193 648 714 845 648
Torreya nucifera – TORREYE – 513 648 794 851 641
Asparagus lucidus – HELLER SPARGEL – 317 498 518 491 219
Acanthopanax ricinifolium – STACHELKRAFTWURZ ZANGENFÖRMIG –
498 713 214 461 847
Hydropyrum latifolium – REISGRAS –
593 497 894 697 498

Strychnos nuxvomica – STRYCHNINBEERE –
547 648 894 751 491
 Acanthopanax spinosum – STACHELKRAFTWURZ DORNIG –
234 718 206 514 281
Acacia catechu – AKAZIE GEKETTET (PERLSCHNURARTIG) –
294 318 214 016 718
Begonia discolor (B. evansiana) – SCHIEFBLATT –
394 891 519 748 516
Acer trifidum – AHORN DREIGETEILT – 594 718 316 748 549

Cinnamomum cassia – ZIMT (KASSIAZIMT) –
414 864 519 648 716

Boswellia – WEIHRAUCHPFLANZE – 491 487 519 649 517

Conioselinum univittatum – SCHIERLING – 491 478 849 618 918

Diospyros kaki – KAKI – 219 497 854 319 647

Mucuna capitata – BRENNHÜLSEN – 318 649 793 491 811

Areca catechu – KATECHU-PALME – 314 813 219 479 816

Selinum monnieri – SILGE – 548 641 719 612 417

Styrax benzoin – STYRAX BENZOIN – 374 898 649 318 471

Acacia catechu – AKAZIE GEKETTET (PERLSCHNURARTIG) –
294 318 214 016 718

Aglaia odorata – DUFTENDE AGLAIA – 498 317 219 841 264

Conioselinum univittatum – SCHIERLING – 491 478 849 618 918

Damnacanthus indicus – BERBERITZE – 219 214 819 061 518

Shorea robusta – SALBAUM – 368 491 518 531 841

Blumea balsamifera – BLUMEAKAMPFER –
319 471 284 598 641

Berberis thunbergii – THUNBERGS BERBERITZE –
319 471 218 519 641

Boswellia – WEIHRAUCHPFLANZE –
491 487 519 649 517

Symplocos prunifolia – BERGALUMEN – 534 648 497 898 648

Acacia catechu – AKAZIE GEKETTET (PERLSCHNURARTIG) –
294 318 214 016 718

Anemone cernua – ANEMONE – 513 471 216 891 549

Acanthopanax spinosum – STACHELKRAFTWURZ DORNIG –
234 718 206 514 281

Bidens parviflora – ZWEIZACK KLEINBLÜTIG –
514 471 219 831 478

Aceranthus sagittatus – ACERANTHUS PFEILFÖRMIG –
494 871 394 857 498

Benincasa cerifera – INDISCHER KÜRBIS –
319 548 849 671 498

Acer trifidum – AHORN DREIGETEILT – 594 718 316 748 549

Lilium concolor – GEICHFARBIGE LILIE –318 491 518 647 841

Tamarix chinensis – TAMARISKE CHINESISCH –
478 649 564 874 841

Abutilon indicum – SCHÖNMALVE INDISCH –
219 814 318 512 821

Cinnamomum cassia – ZIMT (KASSIAZIMT) –
414 864 519 648 716

Acanthopanax spinosum – STACHELKRAFTWURZ DORNIG –
234 718 206 514 281

Chrysanthemum coronarium – GÄNSEBLÜMCHEN –
814 948 518 471 218

Achryanthes bidentata – SOLOMOBLÜTE – 491 264 798 471 264

Sedum erythrostictum – HOHE FETTHENNE –
374 893 498 671 841

Achillea sibirica – SCHAFGARBE SIBIRISCH –
948 571 394 467 894

Thladiantha dubia – QUETSCHGURKE – 498 649 718 831 541

© Г. П. Грабовой, 1998

Caesalpinia sp. C. minax – VOGELSTRAUCH –
194 897 398 549 671

Illicum anisatum – STERNANIS – 498 471 519 697 894

Hypericum chinense – GOLDRUTENKRAUT CHINESISCH –
519 497 485 648 741

Hypoxis aurea – ALETRIS – 549 891 649 894 718

Tanarius major – GROßER TANARIUS – 549 749 517 894 548

Amber – BERNSTEIN – 498 671 894 672 728

Chimonanthus fragrans – CHINESISCHE WINTERBLÜTE –
198 541 294 316 518

Amomum amarum – SCHWARZER KARDAMOM –
519 674 898 191 518

C. paniculata – NEUSEELÄNDISCHE WALDCLEMATIS –
319 481 589 674 218

Artemisia keiskiana – BEIFUß KEISKIANA (DACHFÖRMIG) –
819 491 518 549 617

Osmunda regalis – KÖNIGSFARN – 314 489 617 814 818

Artemisia stelleriana vesiculosa – BEIFUß BLASENARTIG –
316 847 219 548 314

Polygonatum officinale – WENIGBLÜTIGER WEIßWURZ –
598 497 319 697 841

Benincasa cerifera – INDISCHER KÜRBIS –
319 548 849 671 498

Taraxacum officinalis – LÖWENZAHN – 317 498 647 891 514

Shorea robusta – SALBAUM – 368 491 518 531 841

Linum perenne – LEIN MEHRJÄHRIG – 549 478 214 648 714

Rubus thunbergii – THUNBERGS GARTENERDBEERE –
314 898 649 841 647

Orithia edulis (tulipa graminifolia) – TULPE SCHMALBLÄTTRIG
– 318 694 798 854 641

Vitex cannabifolia – MÖNCHSPFEFFER – 749 648 731 894 741

Asarum forbesi – HASELWURZ – 894 316 719 518 516

Allium sativum – KNOBLAUCH – 214 893 518 617 881

Alpinia globosum – GALANGITWURZEL – 219 491 718 491 219

Tenerium stoloniferum – TENERIUM – 543 648 751 475 841

Linum sativum – SAATLEIN – 316 498 598 491 471

Punica granatum – GRANATBAUM – 193 648 714 845 648

Asarum forbesi – HASELWURZ – 894 316 719 518 516

Citrullus vulgaris – PATERNOSTERERBSE –
948 547 219 649 517

Quercus sp. – EICHE – 319 674 845 419 891

Abutilon indicum – SCHÖNMALVE INDISCH –
219 814 318 512 821

Bletia hyacinthina – BERGORCHIDEE – 478 416 318 498 714

Terminalia chebula – CHEBULISCHE MYROBALANE –
549 647 598 697 541

Linum perenne – LEIN MEHRJÄHRIG – 549 478 214 648 714

Rhododendron indicum – SATSUKI-AZALEE AUF STEIN–
316 894 897 898 491

Linum sativum – SAATLEIN– 316 498 598 491 471

Strychnos nuxvomica – STRYCHNINBEERE–
547 648 894 751 491

© Г. П. Грабовой, 1998

Osmunda regalis – KÖNIGSFARN – 314 489 617 814 818
Ipomoea batatas – TRICHTERWINDE BATATE –
514 489 718 618 714
Iris ensata – IRIS SCHWERTFÖRMIG – 498 619 718 894 741
Jatropha janipha – BRECHNUSS – 549 497 894 649 748

Thalictrum rubellum – WIESENRAUTE – 394 697 581 397 841
Alpinia officinarum – GALANGITWURZEL –
219 491 718 491 219
Cichorium sp. – WEGWARTE – 149 514 218 549 617
Bletia hyacinthina – BERGORCHIDEE – 478 416 318 498 714
Atropa sp. – WOLFSWUT – 394 548 391 749 819
Nardostachys jatamansi – INDISCHE NARDE –
319 498 671 497 841
Carex macrocephala – SEGGE GROßKÖPFIG –
318 471 219 498 617
Blumea balsamifera – BLUMEAKAMPFER –
319 471 284 598 641
Psoralea corylifolia – PSORALEYA – 548 691 781 498 417
Citrullus vulgaris – WASSERMELONE – 948 547 219 649 517

Thermopsis fabacea – TERMOPSIS – 549 697 318 597 491
Kaempferia galanga – GEWÜRZLILIE – 314 497 894 649 718
Narcissus tazetta – NARZISSE BLÜTENREICH –
518 481 485 671 841
Oenanthe stolonifera – PFERDESAAT – 314 318 718 419 481

Thladiantha dubia – QUETSCHGURKE – 498 649 718 831 541

Illicum anisatum – STERNANIS – 498 471 519 697 894

Atractylis sp. – ATRAKTILIS – 481 564 917 854 219

Achryanthes bidentata – SOLOMOBLÜTE – 491 264 798 471 264

Chimonanthus fragrans – CHINESISCHE WINTERBLÜTE –
198 541 294 316 518

Argemone mexicana – MOHN STACHELIG –
918 514 319 417 218

C. paniculata – NEUSEELÄNDISCHE WALDCLEMATIS –
319 481 589 674 218

Thlaspi arvense – PFENNIGKRAUT – 538 649 713 841 214

Lotus corniculatus – HORNKLEE – 649 718 848 547 319

Polygonum lapathifolium – KNÖTERICH BEHAART –
319 489 714 671 894

Caesalpinia sp. C. minax – VOGELSTRAUCH –
194 897 398 549 671

Hydropyrum latifolium – REISGRAS – 593 497 894 697 498

Impatiens balsamina – SPRINGKRAUT – 519 647 894 698 741

Scaphium scaphigerum – WASSER-MALVE –
394 498 678 841 541

Achillea sibirica – SCHAFGARBE SIBIRISCH –
948 571 394 467 894

Polygonatum canaliculatum – WEIßWURZ GEKEHLT –
549 851 318 649 718

Polygonum filiforme – KNÖTERICH FADENARTIG –
549 671 894 712 319

Torreya nucifera – TORREYE – 513 648 794 851 641

Mucuna capitata – BRENNHÜLSEN – 318 649 793 491 811

Nardostachys jatamansi – INDISCHE NARDE –
319 498 671 497 841

Atropa sp. – WOLFSWUT – 394 548 391 749 819

Benincasa cerifera – INDISCHER KÜRBIS –
319 548 849 671 498

Asparagus lucidus – HELLER SPARGEL – 317 498 518 491 219

Trapa bispinosa (T. natans) – WASSERNUß –
394 697 894 517 381

Luffa cylindrica – SCHWAMMKÜRBIS ZYLINDRISCH –
549 647 498 754 191

Scaphium scaphigerum – WASSER-MALVE –
394 498 678 841 541

Mucuna capitata – BRENNHÜLSEN – 318 649 793 491 811

Astragalus hoangtchy – WIRBELKRAUT – 518 491 217 516 298

Artemisia capillaris – CHINESISCHES MOXAKRAUT –
684 318 514 971 894

Hydropyrum latifolium – REISGRAS – 593 497 894 697 498

Tribulus terrestris – BÜRZELDORN – 531 698 751 841 940

Atractylis sp. – ATRAKTILIS – 481 564 917 854 219

Cucumis sativus – GURKE – 619 714 849 478 319

Artocarpus integerifolia – BROTFRUCHTBAUM –
513 849 316 718 516

Salix babylonica – (ECHTE) TRAUERWEIDE –
364 375 884 368 017

Begonia discolor (B. evansiana) – SCHIEFBLATT –
394 891 519 748 516

Zizyphus vulgaris – CHINESISCHE JUJUBE ECHT –
316 718 319 649 748

Caryophyllus aromaticus – NELKE – 319 714 894 516 718

Tricomanes japonicum – JAPANISCHER FARN –
681 378 549 845 917

Abutilon indicum – SCHÖNMALVE INDISCH –
219 814 318 512 821

Agave chinensis – CHINESISCHE AGAVE – 219 367 891 497 218

Bidens parviflora – ZWEIZACK KLEINBLÜTIG –
514 471 219 831 478

Acer trifidum – AHORN DREIGETEILT – 594 718 316 748 549

Cinnamomum cassia – ZIMT (KASSIAZIMT) –
414 864 519 648 716

Tricosanthes multiloba – TRICHOSANTHES MULTILOBA –
531 648 749 854 741

Allium scordoprasum – SCHLANGEN-LAUCH –
491 817 894 617 891

Chimonanthus fragrans – CHINESISCHE WINTERBLÜTE –
198 541 294 316 518

Angelica decursiva – CHINESISCHER HAARSTRANG –
519 364 819 574 981

Conioselinum univittatum – SCHIERLING – 491 478 849 618 918

Artocarpus integerifolia – BROTFRUCHTBAUM –
513 849 316 718 516

Begonia discolor (B. evansiana) – SCHIEFBLATT –
394 891 519 748 516

Achillea sibirica – SCHAFGARBE SIBIRISCH –
948 571 394 467 894

Artemisia keiskiana – BEIFUß KEISKIANA (DACHFÖRMIG) –
819 491 518 549 617

Limnanthemum peltatum – SEEKANNE SCHILDFÖRMIG –
549 691 712 491 841

Trigonella foenum-graecum – BOCKSHORN –
453 848 713 854 518

Acanthopanax ricinifolium – STACHELKRAFTWURZ ZANGENFÖRMIG – 498 713 214 461 847

Gleditschia chinensis – HONIGERBSE CHINESISCH –
519 498 719 819 818

Achillea sibirica – SCHAFGARBE SIBIRISCH –
948 571 394 467 894

Gleditschia japonica – HONIGERBSE CHINESISCH –
319 689 719 814 318

Agave chinensis – CHINESISCHE AGAVE – 219 367 891 497 218

Conioselinum univittatum – CHINESISCHE AGAVE –
491 478 849 618 918

Aglaia odorata – DUFTENDE AGLAIA – 498 317 219 841 264

Crinum sinensis – HAKENLILIE – 519 891 498 317 581

Triticum vulgare – WEIZEN – 368 647 395 549 841

Amomum amarum – SCHWARZER KARDAMOM –
519 674 898 191 518

Rubus incisus – WALDBEERE – 318 317 284 495 641

Amber – BERNSTEIN – 498 671 894 672 728

Asparagus lucidus – HELLER SPARGEL – 317 498 518 491 219

Vitex cannabifolia – MÖNCHSPFEFFER – 749 648 731 894 741

Sesamum indicum – SESAM – 543 648 394 387 491

Acanthopanax spinosum – STACHELKRAFTWURZ DORNIG – 234 718 206 514 281

Tussilago farfara – HUFLATTICH – 349 648 739 841 541

Amaranthus sp. – AMARANT – 498 712 894 164 719

Raphanus sativus – RADIESCHEN – 478 691 741 895 498

Amber – BERNSTEIN – 498 671 894 672 728

Nardostachys jatamansi – INDISCHE NARDE – 319 498 671 497 841

Amomum amarum – SCHWARZER KARDAMOM – 519 674 898 191 518

Zizyphus vulgaris – CHINESISCHE JUJUBE ECHT – 316 718 319 649 748

Abutilon indicum – SCHÖNMALVE INDISCH – 219 814 318 512 821

Typha orientalis – ROHRKOLBEN ORIENTALISCH – 317 648 594 578 491

Morus alba – MAULBEERBAUM WEIß – 319 478 397 618 814

Narcissus tazetta – NARZISSE BLÜTENREICH – 518 481 485 671 841

Poterium officinale – SCHWARZKÖPFCHEN MEDIZINISDCH – 314 851 316 498 814

Punica granatum – GRANATBAUM – 193 648 714 845 648
Prunus armeniaca – APRIKOSENBAUM – 498 894 713 518 817
Sesamum indicum – SESAM – 543 648 394 387 491

Ulmus campestris (U. sinensis) – FELDULME –
349 647 384 391 741
Nephrodium filix mas – FARNKRAUTMÄNNLEIN –
318 497 851 671 491
Zizyphus sp. – CHINESISCHE JUJUBE – 317 498 648 749 841
Ocimum basilicum – BASILIKUM– 319 497 485 649 718
Atractylis sp. – ATRAKTILIS – 481 564 917 854 219
Mirabilis jalapa – WUNDERBLUME – 498 471 649 718 148
Viburnum opulus – DROSSELBEERE – 341 848 713 851 641

Ulmus macrocarpa – CHINESISCHE ULME –
319 648 749 851 848
Abutilon indicum – SCHÖNMALVE INDISCH –
219 814 318 512 821
Acanthopanax ricinifolium – STACHELKRAFTWURZ
ZANGENFÖRMIG – 498 713 214 461 847
Asarum forbesi – HASELWURZ – 894 316 719 518 516
Aglaia odorata – DUFTENDE AGLAIA – 498 317 219 841 264

Ulmus parvifolia – ULME KLEINBLÄTTRIG –
398 649 381 671 841
Achillea sibirica – SCHAFGARBE SIBIRISCH –
948 571 394 467 894

Aesculus chinensis – ROßKASTANIE CHINESISCH
– 319 847 219 164 891

Rubus thunbergii – THUNBERGS GARTENERDBEERE –
314 898 649 841 647

Linum perenne – LEIN MEHRJÄHRIG – 549 478 214 648 714

Umbilicus fimbriatus – UMBILIKUS FRANSIG –
394 481 497 671 841

Achryanthes bidentata – SOLOMOBLÜTE – 491 264 798 471 264

Agave chinensis – CHINESISCHE AGAVE – 219 367 891 497 218

Aster trinervius – WILD-ASTER – 849 516 317 854 378

Aquilaria agallocha – ADERHOLZBAUM – 549 712 814 918 517

Artemisia apiacea – BEIFUß BIRNENFÖRMIG –
514 317 218 491 516

Bletia hyacinthina – BERGORCHIDEE – 478 416 318 498 714

Pyrus baccata WILDER BIRNBAUM – 394 785 649 894 718

Styrax benzoin – STYRAX BENZOIN – 374 898 649 318 471

Umbilicus malacophyllus – UMBILIKUS MALACOPHYLLUS –
368 749 895 678 841

Acacia catechu – UMBILIKUS MALACOPHYLLUS –
294 318 214 016 718

Agave chinensis – CHINESISCHE AGAVE – 219 367 891 497 218

Achillea sibirica – SCHAFGARBE SIBIRISCH –
948 571 394 467 894

Aglaia odorata – DUFTENDE AGLAIA – 498 317 219 841 264

Artemisia keiskiana – BEIFUß KEISKIANA (DACHFÖRMIG) –
819 491 518 549 617

© Г. П. Грабовой, 1998

Pyrola rotundifolia – BIRNKRAUT RUNDBLÄTTRIG –
319 649 748 751 849

Nardostachys jatamansi – INDISCHE NARDE –
319 498 671 497 841

Linum perenne – LEIN MEHRJÄHRIG – 549 478 214 648 714

Uncaria rhynchophylla – WEIßER GAMBIER –
364 498 497 849 841

Acanthopanax spinosum – STACHELKRAFTWURZ DORNIG –
234 718 206 514 281

Cinnamomum cassia – ZIMT (KASSIAZIMT) –
414 864 519 648 716

Bombax malabaricum – BOMBAX – 319 348 549 671 489

Punica granatum – GRANATBAUM – 193 648 714 845 648

Strychnos nuxvomica – STRYCHNINBEERE –
547 648 894 751 491

Hypoxis aurea – ALETRIS – 549 891 649 894 718

Nyctanthes arbor tristis – TRAUERBAUM – 548 491 718 649 541

Urtica scorpionides – CHINESISCHE NESSEL –
738 497 987 491 641

Acanthopanax ricinifolium – STACHELKRAFTWURZ
ZANGENFÖRMIG – 498 713 214 461 847

Cichorium sp. – WEGWARTE – 149 514 218 549 617

Arisaema japonicum – ARONSTAB ZACKIG –
491 216 217 319 218

Artemisia apiacea – BEIFUß BIRNENFÖRMIG –
514 317 218 491 516

Artemisia keiskiana – BEIFUß KEISKIANA (DACHFÖRMIG) –
819 491 518 549 617

Artemisia vulgaris – GEMEINER BEIFUß – 648 541 219 364 591

Osmunda regalis – KÖNIGSFARN – 314 489 617 814 818

Urtica thunbergiana – THUNBERGS NESSEL –
314 648 497 831 641

Achillea sibirica – SCHAFGARBE SIBIRISCH –
948 571 394 467 894

Citrullus vulgaris – WASSERMELONE – 948 547 219 649 517

Cnicus spicatus – ÄHRENREICHE DISTEL –
514 491 898 417 214

Linum sativum – SAATLEIN – 316 498 598 491 471

Pilea sp. – KANONIERBLUMEN – 548 316 218 714 218

Polygonum japonicum – KNÖTERICH JAPANISCH –
318 496 368 741 845

Vallisneria spiralis – SCHRAUBENVALLISNERIE –
316 749 841 597 591

Amomum amarum – SCHWARZER KARDAMOM –
519 674 898 191 518

Dalbergia hupeana – HUPEH ROSENHOLZ –
589 614 312 089 491

Arisaema japonicum – ARONSTAB ZACKIG –
491 216 217 319 218

Crinum sinensis – HAKENLILIE – 519 891 498 317 581

Veratrum sp. – GERMER – 543 648 749 841 848

Achillea sibirica – SCHAFGARBE SIBIRISCH –
948 571 394 467 894

Berberis thunbergii – THUNBERGS BERBERITZE –
319 471 218 519 641

Achryanthes bidentata – SOLOMOBLÜTE – 491 264 798 471 264

Cinnamomum cassia – ZIMT (KASSIAZIMT) –
414 864 519 648 716

Acanthopanax spinosum – STACHELKRAFTWURZ DORNIG –
234 718 206 514 281

Solanum nigrum – SCHWARZER NACHTSCHATTEN –
594 378 981 218 491

Nepeta glechoma – KATZENMINZE – 514 478 671 498 841

Kyllingia monocephala – EINKÖPFIGE KYLLINGIA –
319 648 714 498 841

Styrax benzoin – STYRAX BENZOIN – 374 898 649 318 471

Senecio campestris – STEPPEN-GREISKRAUT –
531 498 648 731 541

Acanthopanax ricinifolium – STACHELKRAFTWURZ
ZANGENFÖRMIG – 498 713 214 461 847

Verbena officinalis – EISENKRAUT – 349 697 849 851 641

Acorus sp. – MOORKALMUS – 219 367 891 497 218

Agave chinensis – CHINESISCHE AGAVE – 219 367 891 497 218

Berberis thunbergii – THUNBERGS BERBERITZE –
319 471 218 519 641

Allium sativum – KNOBLAUCH – 214 893 518 617 881

Chrysanthemum sinense – CHRYSANTHEME CHINESISCH –
594 164 819 317 549

Viburnum dilatatum – SCHNEEBALLSTRAUCH
BREITBLÄTTRIG – 394 897 398 641 741
Allium scordoprasum – SCHLANGEN-LAUCH –
491 817 894 617 891
Achryanthes bidentata – SOLOMOBLÜTE – 491 264 798 471 264
Agave chinensis – CHINESISCHE AGAVE – 219 367 891 497 218
Argemone mexicana – MOHN STACHELIG –
918 514 319 417 218
Conioselinum univittatum – SCHIERLING – 491 478 849 618 918
Astragalus hoangtchy – WIRBELKRAUT – 518 491 217 516 298
Chenopodium album – GÄNSEFUß – 416 489 518 748 541
Hibiscus rosasinensis – HIBISCUS "CHINA ROSE" –
319 481 489 317 481

Viburnum opulus – DROSSELBEERE – 341 848 713 851 641
Achillea sibirica – SCHAFGARBE SIBIRISCH –
948 571 394 467 894
Caesalpinia sp. C. minax – VOGELSTRAUCH –
194 897 398 549 671
Achryanthes bidentata – SOLOMOBLÜTE – 491 264 798 471 264
Cinnamomum cassia – ZIMT (KASSIAZIMT) –
414 864 519 648 716
Arisaema japonicum – ARONSTAB ZACKIG –
491 216 217 319 218
Bombax malabaricum – BOMBAX – 319 348 549 671 489

© Г. П. Грабовой, 1998

Artemisia apiacea – BEIFUß BIRNENFÖRMIG –
514 317 218 491 516

Begonia discolor (B. evansiana) – SCHIEFBLATT –
394 891 519 748 516

Coriandrum sativum – GARTENKORIANDER –
491 478 641 718 419

Vicia faba – FELDBOHNE – 349 848 749 167 841

Acacia catechu – AKAZIE GEKETTET (PERLSCHNURARTIG) –
294 318 214 016 718

Cupressus – ZYPRESSE – 948 714 818 918 947

Aquilaria agallocha – ADERHOLZBAUM – 549 712 814 918 517

Cinnamomum cassia – ZIMT (KASSIAZIMT) –
414 864 519 648 716

Amomum amarum – SCHWARZER KARDAMOM –
519 674 898 191 518

Clausena wampi – CLAUSENA – 481 219 648 549 171

Agave chinensis – CHINESISCHE AGAVE – 219 367 891 497 218

Coptis teeta – GOLDFADEN – 219 471 421 681 719

Vicia hirsuta – RIEDHAAR – 648 749 319 841 815

Apocynum venetum – HUNDEKOHL – 598 137 498 814 214

Cnicus japonicus – JAPANISCHE DISTEL – 218 471 849 216 218

Balanophera – BALANOPHERA – 498 714 219 648 516

Corchorus pyriformis (capsularis) – JUTE – 593 491 894 719 498

Asparagus lucidus – HELLER SPARGEL – 317 498 518 491 219

Berberis thunbergii – THUNBERGS BERBERITZE –
319 471 218 519 641

Vincetoxicum purpurascens – VINCETOXICUM –
549 647 391 848 491

Acanthopanax spinosum – STACHELKRAFTWURZ DORNIG –
234 718 206 514 281

Agave chinensis – CHINESISCHE AGAVE – 219 367 891 497 218

Allium sativum – KNOBLAUCH – 214 893 518 617 881

Cupressus – ZYPRESSE – 948 714 818 918 947

Rhus semialata – ESSIGBAUM – 348 749 314 518 617

Nepeta glechoma – KATZENMINZE – 514 478 671 498 841

Cucumis sativus –GURKE – 619 714 849 478 319

Asarum forbesi – HASELWURZ – 894 316 719 518 516

Acanthopanax ricinifolium – STACHELKRAFTWURZ ZANGENFÖRMIG – 498 713 214 461 847

Allium odorum – KNOLLENZWIEBEL – 514 217 298 491 481

Angelica decursiva – CHINESISCHER HAARSTRANG –
519 364 819 574 981

Achillea sibirica – SCHAFGARBE SIBIRISCH –
948 571 394 467 894

Viola pinnata – FIEDERVEILCHEN – 549 748 491 674 841

Caesalpinia sp. C. minax – VOGELSTRAUCH –
194 897 398 549 671

Atropa sp. – WOLFSWUT – 394 548 391 749 819

Achryanthes bidentata – SOLOMOBLÜTE – 491 264 798 471 264

Chrysanthemum sinense – CHRYSANTHEME CHINESISCH –
594 164 819 317 549

Bidens parviflora – ZWEIZACK KLEINBLÜTIG –
514 471 219 831 478

Viola silvestris – HUNDSVEILCHEN – 648 749 319 891 491
Caryophyllus aromaticus – NELKE – 319 714 894 516 718
Aglaia odorata – DUFTENDE AGLAIA – 498 317 219 841 264
Cassia mimosoides – WESTGEWÜRZRINDE –
594 318 497 584 547
Begonia discolor (B. evansiana) – SCHIEFBLATT –
394 891 519 748 516
Conioselinum univittatum – SCHIERLING – 491 478 849 618 918
Acacia catechu – AKAZIE GEKETTET (PERLSCHNURARTIG)
– 294 318 214 016 718
Canavallia ensiformis – KRIMPBOHNE SCHWERTFÖRMIG –
649 571 218 399 416

Vitex cannabifolia – MÖNCHSPFEFFER – 749 648 731 894 741
Adiantum – FRAUENHAARFARN – 319 498 714 671 891
Biota orientalis – LEBENSBAUM – 549 716 318 491 748
Agave chinensis – CHINESISCHE AGAVE – 219 367 891 497 218
Blumea balsamifera – BLUMEAKAMPFER –
319 471 284 598 641
Amaranthus sp. – AMARANT – 498 712 894 164 719
Bombax malabaricum – BOMBAX – 319 348 549 671 489
Benincasa cerifera – INDISCHER KÜRBIS –
319 548 849 671 498
Rumex japonicus – JAPANISCHER AMPFER –
598 491 568 851 491

Vitis bryoniaefolia – WILDE WEINREBE – 345 648 791 849 841
Adenophora, codonopsic, platycodon, wahlenbergia –

GLOCKENBLUME HELLBLAU – 319 647 894 319 847

Caryophyllus aromaticus – NELKE – 319 714 894 516 718

Acorus sp. – MOORKALMUS – 249 718 497 148 216

Conioselinum univittatum – SCHIERLING – 491 478 849 618 918

Inula chinensis – ALANT CHINESISCH – 519 649 849 718 491

Raphanus sativus – RADIESCHEN – 478 691 741 895 498

Allium sativum – KNOBLAUCH – 214 893 518 617 881

Thalictrum rubellum – WIESENRAUTE – 394 697 581 397 841

Vitis corniculata – WEINTRAUBEN GEHÖRNT –
549 648 749 698 741

Camphora officinarum (Laurus camphora, Lin. Cinna-momum camphora) – KAMPFERBAUM – 491 548 319 649 716

Ilex cornuta – CHINESISCHE STECHPALME –
594 471 489 649 791

Rhus semialata – ESSIGBAUM – 348 749 314 518 617

Nandina domestica – ZIMMERHIMMELSBAMBUS –
318 497 314 851 617

Peucedanum japonicum – JAPANISCHER HAARSTRANG – 549 648 718 754 814

Acanthopanax spinosum – STACHELKRAFTWURZ DORNIG –
234 718 206 514 281

Blumea balsamifera – BLUMEAKAMPFER –
319 471 284 598 641

Chrysanthemum sinense – CHRYSANTHEME CHINESISCH –
594 164 819 317 549

Vitis flexuosa – GEWUNDENE WEINREBE –
648 749 519 649 841

Lilium concolor – GEICHFARBIGE LILIE –318 491 518 647 841

Bupleurum falcatum, Bupleurum octoradiatum – HASENOHR –
498 517 394 174 815

Adenophora, codonopsic, platycodon, wahlenbergia –
GLOCKENBLUME HELLBLAU – 319 647 894 319 847

Photinia glabra – JAPANISCHE GLANZMISPEL –
549 497 898 671 217

Achryanthes bidentata – SOLOMOBLÜTE – 491 264 798 471 264

Vitis inconstans – WEINTRAUBEN MUTABEL –
649 798 394 841 848

Abrus precatorius – PATERNOSTERERBSE –
894 328 719 818 498

Cassia mimosoides – WESTGEWÜRZRINDE –
594 318 497 584 547

Cinnamomum cassia – ZIMT (KASSIAZIMT) –
414 864 519 648 716

Vitis pentaphylla – WEINREBE FÜNFBLÄTTRIG –
394 697 894 674 841

Acacia catechu – AKAZIE GEKETTET (PERLSCHNURARTIG)
– 294 318 214 016 718

Chimonanthus fragrans – CHINESISCHE WINTERBLÜTE –
198 541 294 316 518

Angelica decursiva – CHINESISCHER HAARSTRANG –
519 364 819 574 981

Clausena wampi – CLAUSENA – 481 219 648 549 171

Fraxinus pubinervus – ESCHE BEHAART – 319 481 318 498 718

Agave chinensis – CHINESISCHE AGAVE – 219 367 891 497 218

Conioselinum univittatum – SCHIERLING – 491 478 849 618 918

Astragalus hoangtchy – WIRBELKRAUT – 518 491 217 516 298

Abrus precatorius – PATERNOSTERERBSE –
894 328 719 818 498

Allium sativum – KNOBLAUCH – 214 893 518 617 881

Vitis serianaefolia – WEINREBE DORNIG – 364 794 398 781 219

Maesa doraena – MAESA – 318 491 649 718 841

Begonia discolor (B. evansiana) – SCHIEFBLATT–
394 891 519 748 516

Sedum erythrostictum – HOHE FETTHENNE –
374 893 498 671 841

Bidens parviflora – ZWEIZACK KLEINBLÜTIG –
514 471 219 831 478

Punica granatum – GRANATBAUM – 193 648 714 845 648

Viburnum opulus – DROSSELBEERE – 341 848 713 851 641

Vitis vinifera – ECHTE WEINREBE – 478 648 731 318 491

Alocasia machroriza – ALOKASIYA – 498 719 649 712 894

Pyrola rotundifolia – BIRNKRAUT RUNDBLÄTTRIG –
319 649 748 751 849

Astragalus hoangtchy – WIRBELKRAUT – 518 491 217 516 298

Atropa sp. – WOLFSWUT – 394 548 391 819

Artemisia apiacea – BEIFUß BIRNENFÖRMIG –
514 317 218 491 516

© Г. П. Грабовой, 1998

Aster trinervius – WILD-ASTER – 849 516 317 854 378

Akebia quinata – AKEBIE – 348 514 471 189 894

Wickstrcemia japonica – JAPANISCHE DISTEL

Amaranthus sp. – AMARANT – 498 712 894 164 719

Cinnamomum cassia – ZIMT (KASSIAZIMT) –
414 864 519 648 716

Angelica decursiva – CHINESISCHER HAARSTRANG –
519 364 819 574 981

Conioselinum univittatum – SCHIERLING – 491 478 849 618 918

Achillea sibirica – SCHAFGARBE SIBIRISCH –
948 571 394 467 894

Wistaria chinensis – BLAUREGEN – 549 648 731 848 491

Acacia catechu – AKAZIE GEKETTET (PERLSCHNURARTIG) –
294 318 214 016 718

Cryptotaenia canadensis – KANADISCHE KRYPTOTAENIE –
364 891 789 948 841

Acanthopanax spinosum – STACHELKRAFTWURZ DORNIG –
234 718 206 514 281

Daphne genkwa – WILDER PFEFFERSTRAUCH –
591 498 714 461 819

Woodwardia radicans – WURZELNDER KLETTERFARN –
697 895 391 594 891

Achillea sibirica – SCHAFGARBE SIBIRISCH –
948 571 394 467 894

Cinnamomum cassia – ZIMT (KASSIAZIMT) –
414 864 519 648 716

Aglaia odorata – DUFTENDE AGLAIA – 498 317 219 841 264

C. paniculata – NEUSEELÄNDISCHE WALDCLEMATIS –
319 481 589 674 218

Allium odorum – KNOLLENZWIEBEL – 514 217 298 491 481

Coptis teeta – GOLDFADEN – 219 471 421 681 719

Astragalus hoangtchy – WIRBELKRAUT – 518 491 217 516 298

Osmunda regalis – KÖNIGSFARN – 314 489 617 814 818

Xanthium strumarium – KROPFKLETTE – 495 647 398 371 841

Alpinia globosum – GALANGITWURZEL – 219 491 718 491 219

Begonia discolor (B. evansiana) – SCHIEFBLATT –
394 891 519 748 516

Angelica decursiva – CHINESISCHER HAARSTRANG –
519 364 819 574 981

Cucumis sativus – GURKE– 619 714 849 478 319

Acorus sp. – MOORKALMUS – 249 718 497 148 216

Cinnamomum cassia – ZIMT (KASSIAZIMT) –
414 864 519 648 716

Abutilon indicum – SCHÖNMALVE INDISCH –
219 814 318 512 821

Clausena wampi – CLAUSENA – 481 219 648 549 171

Xanthoceras sorbifolia – GELBHORN – 471 489 398 647 841

Acanthopanax ricinifolium – STACHELKRAFTWURZ
ZANGENFÖRMIG – 498 713 214 461 847

Blumea balsamifera – BLUMEAKAMPFER –
319 471 284 598 641

Acanthopanax spinosum – STACHELKRAFTWURZ DORNIG –
234 718 206 514 281

Artemisia apiacea – BEIFUß BIRNENFÖRMIG –
514 317 218 491 516

Bletia hyacinthina – BERGORCHIDEE – 478 416 318 498 714

Artemisia stelleriana vesiculosa – BEIFUß BLASENARTIG –
316 847 219 548 314

Berberis thunbergii – THUNBERGS BERBERITZE –
319 471 218 519 641

Juncus communis – FLATTERIGE BINSE – 319 648 717 849 648

Zanthoxylum ailanthoides – GELBHOLZ GÖTTERBAUMARTIG
– 349 697 894 751 548

Oenanthe stolonifera – PFERDESAAT – 314 318 718 419 481

Amomum amarum – KARDAMON SCHWARZ –
519 674 898 191 518

Begonia discolor (B. evansiana) – SCHIEFBLATT –
394 891 519 748 516

Asarum forbesi – HASELWURZ – 894 316 719 518 516

Achillea sibirica – SCHAFGARBE SIBIRISCH –
948 571 394 467 894

Oecoeoclades falcata – OCEOKLADUS – 394 851 671 549 841

Zanthoxylum bungei – SZECHUAN-PFEFFERBAUM –
549 648 319 389 481

Acacia catechu – AKAZIE GEKETTET (PERLSCHNURARTIG) –
294 318 214 016 718

Vitex cannabifolia – MÖNCHSPFEFFER – 749 648 731 894 741

Acanthopanax ricinifolium – STACHELKRAFTWURZ
ZANGENFÖRMIG – 498 713 214 461 847

Argemone mexicana – MOHN STACHELIG –
918 514 319 417 218

Mucuna capitata – BRENNHÜLSEN – 318 649 793 491 811

Adenophora, codonopsic, platycodon, wahlenbergia –
GLOCKENBLUME HELLBLAU – 319 647 894 319 847

Zanthoxylum piperitum – SZECHUANPFEFFER –
549 841 497 831 478

Mosla punctata – MOSLA GEPUNKTET – 381 689 497 841 841

Mucuna capitata – BRENNHÜLSEN – 318 649 793 491 811

Alisma plantago – FROSCHKRAUT WEGERICH –
319 478 219 612 814

Artemisia stelleriana vesiculosa – BEIFUß BLASENARTIG –
316 847 219 548 314

Daphne genkwa – WILDER PFEFFERSTRAUCH –
591 498 714 461 819

Ranunculus sceleratus – GIFT-HAHNENFUß –
314 895 647 891 497

Thlaspi arvense – PFENNIGKRAUT – 538 649 713 841 214

Zanthoxylum schinnifolium – CHINESISCHER PFEFFER –
319 697 841 851 648

Acanthopanax ricinifolium – STACHELKRAFTWURZ ZANGENFÖRMIG – 498 713 214 461 847

Acer trifidum – AHORN DREIGETEILT – 594 718 316 748 549

Aglaia odorata – DUFTENDE AGLAIA – 498 317 219 841 264

Balanophera – BALANOPHERA – 498 714 219 648 516

Acanthopanax spinosum – STACHELKRAFTWURZ DORNIG –
234 718 206 514 281

Cuscuta sp. – SEIDE – 498 718 941 647 841

Zanthoxylum sp. – GELBHOLZ – 394 648 797 849 314

Acacia catechu – AKAZIE GEKETTET (PERLSCHNURARTIG) –
294 318 214 016 718

Taxodium heterophyllum – ZUMPFZEDER –
549 714 849 981 841

Oxalis corniculata – SAUERKLEE HORNFÖRMIG –
514 897 319 649 718

Psoralea corylifolia – PSORALEYA – 548 691 781 498 417

Nandina domestica – ZIMMERHIMMELSBAMBUS –
318 497 314 851 617

Zea mays – MAIS – 478 469 751 697 841

Nardostachys jatamansi – INDISCHE NARDE –
319 498 671 497 841

Hibiscus rosasinensis – HIBISCUS "CHINA ROSE" –
319 481 489 317 481

Acanthopanax spinosum – STACHELKRAFTWURZ DORNIG –
234 718 206 514 281

Caesalpinia sp. C. minax – VOGELSTRAUCH –
194 897 398 549 671

Zingiber mioga – JAPANISCHER INGWER –
648 731 498 849 741

Oenanthe stolonifera – PFERDESAAT – 314 318 718 419 481

Blumea balsamifera – BLUMEAKAMPFER –
319 471 284 598 641

Lindera sericea – WEIHRAUCH-FIEBERSTRAUCH –
319 678 491 895 541

Zingiber officinale – INGWERWURZEL – 698 497 751 649 841

Aster trinervius – WILD-ASTER – 849 516 317 854 378

Rhus semialata – ESSIGBAUM – 348 749 314 518 617

Oxalis corniculata – SAUERKLEE HORNFÖRMIG –
514 897 319 649 718

Asparagus lucidus – HELLER SPARGEL – 317 498 518 491 219

Cucumis sativus – GURKE– 619 714 849 478 319

Zizyphus jujuba – INDISCHE FEIGE WILD –
549 647 498 897 549

Allium scordoprasum – SCHLANGEN-LAUCH –
491 817 894 617 891

Anemone cernua – ANEMONE – 513 471 216 891 549

Asarum forbesi – HASELWURZ – 894 316 719 518 516

Angelica decursiva – CHINESISCHER HAARSTRANG –
519 364 819 574 981

Artemisia apiacea – BEIFUß BIRNENFÖRMIG –
514 317 218 491 516

Astragalus hoangtchy – WIRBELKRAUT – 518 491 217 516 298

Balanophera – BALANOPHERA – 498 714 219 648 516

Blumea balsamifera – BLUMEAKAMPFER –
319 471 284 598 641

Zizyphus vulgaris – CHINESISCHE JUJUBE ECHT –
316 718 319 649 748

Acacia catechu – AKAZIE GEKETTET (PERLSCHNURARTIG) –
294 318 214 016 718

Chrysanthemum sinense – CHRYSANTHEME CHINESISCH –
594 164 819 317 549

Begonia discolor (B. evansiana) – SCHIEFBLATT –
394 891 519 748 516

Conioselinum univittatum – SCHIERLING – 491 478 849 618 918

Ranunculus sceleratus – GIFT-HAHNENFUß –
314 895 647 891 497

Coriandrum sativum – GARTENKORIANDER –
491 478 641 718 419

Corydalis ambigua – HOHLWURZ FAUL – 394 712 498 671 948

Glycyrrhiza – SÜßHOLZ – 548 498 714 648 718

Magnolia obovata – HONOKI-MAGNOLIE –
516 718 319 648 714

Polygonum filiforme – KNÖTERICH FADENARTIG –
549 671 894 712 319

Zizyphus sp. – CHINESISCHE JUJUBE – 317 498 648 749 841
Achryanthes bidentata – SOLOMOBLÜTE – 491 264 798 471 264
Agave chinensis – CHINESISCHE AGAVE – 219 367 891 497 218
Cupressus – ZYPRESSE – 948 714 818 918 947

Bei der Arbeit mit den Gruppen, die jeder Methode entsprechen, kann man das Prinzip der gegenseitigen Gruppendurchkreuzung anwenden. Dafür muss man bei der Konzentration die zweite Reihe der Gruppe so absondern, dass sie auf dem Informationsniveau die zweite Reihe der nächsten Gruppe so zu sagen deckt. Beispiel: die zweite Reihe der Methode 670 wird auf die zweite Reihe der Methode 671 projiziert. Man muss sich einfach gedanklich diese spezifische Projektion vorstellen.

Die Prinzipien der gegenseitigen Gruppendurchkreuzung können auch die gedankliche Deckung der Reihen, die der Anfangszahlenreihe sowie der Endzahlenreihe der Gruppe entsprechen, enthalten. Diese belegen entsprechend die Anfangszahlenreihe und die Endzahlenreihe der Gruppe der anderen Methode. Dabei läuft die Deckung auf folgende Weise: man muss sich bei der Arbeit mit Reihengruppen gedanklich vorstellen können, was gerade geschieht, und zwar eine Projektionsdeckung - wie durch einen besonderen Beamer. Sie stellen sich gedanklich vor, wie sich zum Beispiel die Anfangsreihe der Methode 644 – „Riedhaar" (Vicia hirsute) – auf die Anfangsreihe der Methode 645 „Schwalbenwurz" (Vincetoxicum purpurascens) projiziert. In dieser Durchkreuzung – mit anderen Worten in dem Projektionssystem des optischen gegenseitigen Austauschs – kann man ein besonderes System der Wahrnehmung bezüglich der Betrachtung dieser Zusammenhänge bilden.

Somit wenn Sie sich gedanklich vorstellen, wie ein Lichtstrahl, der durch die Reihe des „Riedhaars" als ob durch den besonderen Beamer geht und auf die Reihe des „Schwalbenwurzes" fällt, können Sie in diesem Projektionsstrahl – d.h. in dem geometrischen Punkt des Lichtstrahls – vielfältige Prozesse der Zusammenarbeit der Reihen beobachten und so zu sagen den inneren Sinn ihrer gegenseitigen Wirkung mit der Absicht, das ewige, gesunde und harmonische Leben zu erreichen, definieren. Bei der Betrachtung der gegenseitigen Wirkung der Reihen können Sie Ihre persönlichen Unterreihen erarbeiten, die bereits durch die in diesem Buch beschriebenen Reihen durchschlagen, oder Sie können Ihr persönliches System der Reihengruppen entwickeln, die für Sie in einer konkreten Situation optimal sind.

Bei der Entwicklung persönlicher Technologien ist es sehr wichtig ausgerechnet die Struktur, die zu den Pflanzen gehört, zu betrachten. Ebenso ist es sehr wichtig zu betrachten, wie diese Struktur Sie auf der Informationsebene an der Erdoberfläche hält – auf einer spezifischen Informationsfläche der Pflanzen, die der Erdoberfläche entspricht. Menschen nehmen das obere Pflanzenteil visuell wahr, das Wurzelsystem kann man nicht sehen, da es für das physische Auge des Menschen unmöglich ist, es sein denn man hat einen spezifischen Zugang durch die Vertiefung in den Boden. Somit stellt die Wahrnehmung einer Pflanze auch die Beständigkeit der Erdprozesse dar, das ewige Leben der Menschen inklusive. Auf der Grundlage dieser Information kann man zum Beispiel die Körpersysteme verbessern, die für die Bewegung zuständig sind, etc. Auf diese Weise kann man ziemlich viele analytische Zusammenhänge zwischen der Wahrnehmung des menschlichen Auges und der gegenseitigen Wirkung der Pflanzen finden. Wenn man auf diese Weise die Wirkung der Darstellung der Objekte der Umwelt auf der Ebene zum Beispiel der Bewusstseinsfläche oder der Projektionsfläche des Bewusstseins auf ein Prozess analysiert, kann man verschiedene Methoden finden, durch die man die Steuerung der ewigen Entwicklung eines jeden und aller entwickeln kann. Ein einfaches Beispiel dafür ist es, wenn ein Mensch Laub sieht und dahinter – Himmel, ist das Kontaktsystem der Information der Umwelt hinter dem Blatt auf dem Wahrnehmungsniveau ein bestimmter Informationsbereich. Und eine Pflanze oder ein Pflanzenblatt kann als ein geometrisches System betrachtet werden, das in der Realität aus der Sicht der ewigen Entwicklung ziemlich intensiv verwendet werden kann. Dieses System stellt praktisch die Möglichkeit bereit, den Raum so zu sagen nach Bereichen zu falten. Das heißt, ein Raum ist das, was hinter dem Laub steckt, der andere Raum – zwischen dem Mensch und dem Laub. Im Grunde genommen kann sich die Pflanze selbst außerhalb der gegebenen Räume befinden. Daraus folgt, dass die gegenseitige Wirkung nach diesem Prinzip der gegenseitigen Wirkung der Blätter und Zweige von Pflanzen auf die Ebene der Informationsverbreitung und darauf bezogen, dass das Pflanzenwachstum eine bestimmte Wahl der Richtung der Pflanzenstiele und Pflanzenblätter, ziemlich ähnlich ist. Dieser Prozess der gegenseitigen Wirkung ist dimensional, er ist ziemlich gut ausgearbeitet. Wenn so eine Archivierung der Informationsbereiche auf diese Weise geschieht, kann man sehen, dass eine bestimmte Energieakkumulation zwischen zum Beispiel Blättern stattfindet. Man kann ebenso – indem man die Information des Außenraums gedanklich zusammenfaltet – energetische Punkte in diesen Bereichen herausheben. Dann kann man beim Betrachten desselben Himmels bestimmte Punktsysteme, in denen es die für das ewige Leben und ewige Entwicklung notwendige Energie gibt, wahrnehmen. Wenn man gedanklich einen Strahl von dem menschlichen Körper und von sich selbst zu diesen Punkten zieht, bekommt er einen Anschluss an eine Energiequelle und eine bestimmte Energieimprägnation findet statt, die für die ewige Entwicklung notwendig ist.

Wenn Sie sich daran halten, dass eine Pflanze zum Beispiel einen Sonnenstrahl sättigt, und den Prozess so betrachten, dass der von einem Menschen ausgehende Strahl den Raumpunkt sättigt, den Sie zum Beispiel in Zusammenhang mit der Pflanze betrachten, oder einen anderen beliebigen Raumpunkt, können Sie anfangen, die innere Raumstruktur zu verstehen. Hier können die Methoden, die zu den Pflanzengruppen gehören, eine wichtige Rolle aus der Sicht der Absonderung dieser Punkte spielen. Zum Beispiel können Sie diese Punkte zwischen den Zahlen oder in einer Zahl unter den auf einem Blatt Papier beschriebenen oder unter den in einer Fläche aufgeschriebenen Reihen finden, indem Sie die Zahlenreihen der Pflanzengruppen betrachten.

Somit können Sie die Zahlen selbst unmittelbar benutzen, um die Ereignisse und Energie für die ewige Entwicklung zu erzielen. Auf die Weise, auf die eine Pflanze verschiedene Ereignisse in die für den Menschen günstigere Ereignisse sehr harmonisch und an einen Menschen adoptiert transformiert, können Sie durch das gemeinsame System der Analytik und Steuerung zu der Steuerung durch eine Zahl kommen. Dabei wird diese Zahl oder das Zahlensystem sehr harmonisch funktionieren, genauso wie harmonisch Pflanzen und der Mensch aufeinander wirken, unter anderen in dem Bereich der Produktion des Sauerstoffs, der der Mensch braucht, um leben zu können. In diesem Fall wird der Prozess der Beschaffung der Information und Energie, die für das ewige Leben erforderlich sind, stattfinden. Diese werden bereits im Inneren des Bewusstseins des Menschen, seiner Wahrnehmung, seiner seelischen und geistigen Fähigkeiten erarbeitet.

Somit kann man die Beschaffung der ganzen notwendigen Information, der ganzen für das ewige Leben notwendigen Energie, der ganzen notwendigen Ereignisse in dem Bewusstseinsraum des Menschen – im Grunde genommen in jedem Element seiner Wahrnehmung – erarbeiten, indem man den oben beschriebenen Prozess der Autonomie des Wachstums und der Selbstversorgung der Pflanze, die sich an einem lokalen Ort befindet, betrachtet. Und wenn man sich an die praktisch für jeden Menschen angenehmen Momente, wenn der Mensch die Natur, Pflanzen beobachtet und dadurch ein wohltuendes Gefühl bekommt, erinnert, kann man mithilfe dieser harmonischen und ruhigen - das heißt unter anderem auch für die Wahrnehmungsebene der Pflanzenwelt charakteristische - Methode auf dem Niveau des natürlichen Stands des Bewusstseins, das durch keine spezifische Technologien angespannt ist, bereits die Struktur der ewigen Entwicklung erzielen. Das ist der geistige Zustand, den Sie fixieren können. Dabei bekommen Sie den Mechanismus und die Technologie, die es Ihnen bei jeder Ihrer Handlung, bei der Sie sogar kein konkretes Steuerungsziel setzen (da Sie zum Beispiel gerade beschäftigt sind oder keine Möglichkeit haben sich ablenken zu lassen) möglich machen, das ewige Leben – und zwar mit voller Harmonie und normaler Gesundheit - zu sichern.

Somit kann man das ewige, gesunde und harmonische Leben für sich selbst und alle anderen sichern, indem man die Technologien der Konzentration auf die Pflanzenzahlen anwendet.

ONLINE-SHOP
WWW.SVET-CENTRE.COM

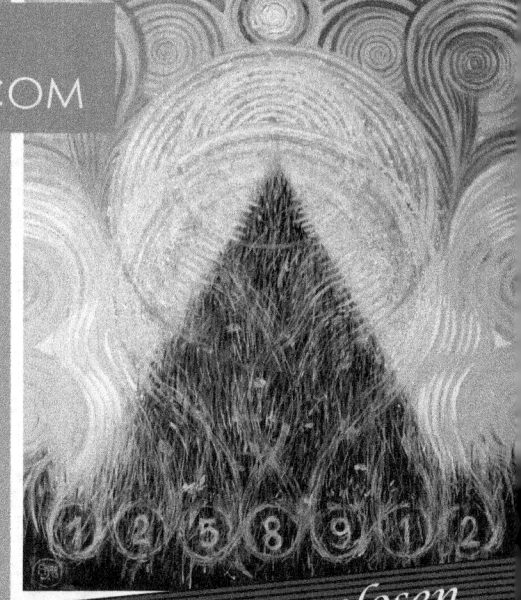

"LIEBER LESER, WOLLEN SIE MEHR ERFAHREN ÜBER DAS WISSEN UND DIE METHODEN DER RUSSISCHEN HEILKUNST ODER DER MODERNSTEN PHYSIK? WIR PUBLIZIEREN LAUFEND NEUE ÜBERSETZUNGEN AUS DEM EINMALIGEN WISSENSSCHATZ VON GIGORI GRABOVOI UND ANDEREN NAMHAFTEN AUTOREN.

Abonnieren Sie unseren kostenlosen **NEWSLETTER** UND ERHALTEN SIE INTERESSANTE ANGEBOTE

Anmeldung über
www.svet-centre.com
oder per email:
news@svet-centre.com

Immer aktuell und ganz persönlich informiert
Mit dem **www.svet-centre.com**-Newsletter informieren wir Sie regelmäßig per E-Mail über unsere aktuellen Angebote, Seminare, Webinare, Workshops und weitere interessante Themen. Völlig kostenlos und unverbindlich.

SEMINARE IN HAMBURG
(DIREKT IM SVET ZENTRUM) www.svet-centre.com

WEITERE SEMINARE
(DEUTSCHLAND/ ÖSTERREICH/ SCHWEIZ/ EUROPE/ETC.)
WWW.SVET-CENTRE.COM

AKTUELLE WEBINARE/ ONLINE-SEMINARE/DVD´S/CD´S
WWW.SVET-CENTRE.COM

Die Steuerung. Die Konzentration. Das Denken.

In dieser Lehre als Element der Steuerung tritt an erste Stelle die Aufgabe der Rettung Aller durch die Technologie der Nutzung verschiedener Elemente der Steuerung auf: die Seele, der Geist, das Bewusstsein, der physischen Körper und so weiter.

Diese Lehre begreifend, kann jeder Mensch der Herr seines Schicksals werden. Der angebotene Kurs des Seminars schließt verschiedene Methoden der Steuerung der Ereignisse, des eigenen Lebens (Innere und Äußere Ereignisse) ein, wohin auch die Wiederherstellung der Gesundheit eingeht, zulassend, das eigene Bewusstsein auszudehnen und zu lernen, die uns umgebende Realität zu steuern.

Wir möchten klarstellen, dass die Methoden der Konzentrationen des Bewusstseins eben als Methoden der Konzentrationen gibt, und nicht der Meditationen. Der Unterschied besteht im Folgenden: bei bestimmten Meditation ist es erforderlich, den Prozess des Denkens abzuschalten und, zu versuchen sich im umgebenden Raum aufzulösen und mit ihm zu verschmelzen, und die Konzentrationen nach unseren Methoden vermuten gerade das Vorhandensein während der Konzentrationen des Prozesses des Denkens, aber nur des richtigen Denkens und durch das Denken, durch die Konzentration auf der Aufgabe, an der Sie arbeiten, wird eben das Ziel der Steuerung erreicht. Die Einstellung während der Arbeitszeit an seinen Aufgaben auf das allgemeine Wohl beschleunigt den Prozess der Errungenschaft des Ergebnisses. Das richtige Denken bedeutet in jeder unserer Handlungen, in jeder Situation die grenzenlose Liebe Gottes zu uns zu sehen. Erinnern Sie sich! Alles was gemacht wird, geschieht zum Besten. Wenn wir beginnen werden, zu verstehen, dass alle Ereignisse im Leben zu einem bestimmten Ziel geschehen, wobei im globalen Maßstab gibt es nur ein einziges Ziel — unsere ewige Entwicklung, so werden wir verstehen, dass alles und immer zu unserem Besten geschieht, da in jeder unserer Handlung die Handlung des Schöpfers anwesend ist. Und die Handlung Gottes ist Seine Liebe, die persönlich zu jedem und zu Allen zusammen gerichtet ist. Die Anwesenheit der Liebe Gottes in jedem Ereignis lässt maximal zu, die möglichen negativen Folgen unsere nicht schöpferischen Handlungen (negative Gedanken, Wörter, Gefühle, Emotionen) zu minimieren. Eben so kann man die Empfehlung entziffern: Danken Sie Gott für alles Gute und Schlechte. In schwersten Minuten unseres Lebens trägt Er uns auf seinen Händen. Wenn man das Niveau der Entwicklung unseres Bewusstseins berücksichtigt, so sind alle ungünstigen Ereignisse, einschließlich die Krankheiten- Lehren, die wir mit Ihnen für die Strukturierung unseres Bewusstseins und der erfolgreichen Realisierung der Aufgabe Gottes — der ewigen harmonischen Entwicklung des Menschen und der ganzen ihn umgebenden Realität durchgehen müssen.

Vorträge:

Die Ausbildung auf den Seminaren und Vorlesungen erfolgt nicht nur verbal über Worte und deren Inhalt, sondern auch auf der Ebene der Seele. Das, was der Mensch auf der Ebene des Bewusstseins nicht versteht, versteht er auf der Ebene der Seele. Die Seele nimmt das Wissen wahr und zeigt es später als Ergebnis auf der physischen Ebene. Das heißt, dem Menschen braucht man bei dieser Methodik nur zu erklären, wie etwas geschieht und auf der Ebene der geistigen Strukturen wird es zum inneren Wissen.

Das Licht des Wissens nimmt jeder Mensch wahr, unabhängig von seinem Bewusstsein. Mit diesem Wissen und den Methoden zur Anwendung kann jeder Mensch sich selbst und Anderen helfen Gesundheit wiederzuerlangen und Ereignisse zu harmonisieren.

Seit 2000 arbeiten wir praktisch mit dieser Lehre, entwickeln sie und uns weiter und vermitteln ständig alle Erkenntnisse an interessierte Menschen. Alle Methoden und Techniken sind durch persönliche Erfahrungen geprüft und bestätigt. Wir stehen auch in Verbindung mit den Instituten in Russland, um neue Erkenntnisse in unsere Arbeit zu integrieren.

www.ingramcontent.com/pod-product-compliance
Lightning Source LLC
Chambersburg PA
CBHW070240230426
43664CB00014B/2367